看護のための
乳幼児精神保健入門

廣瀬たい子 編著

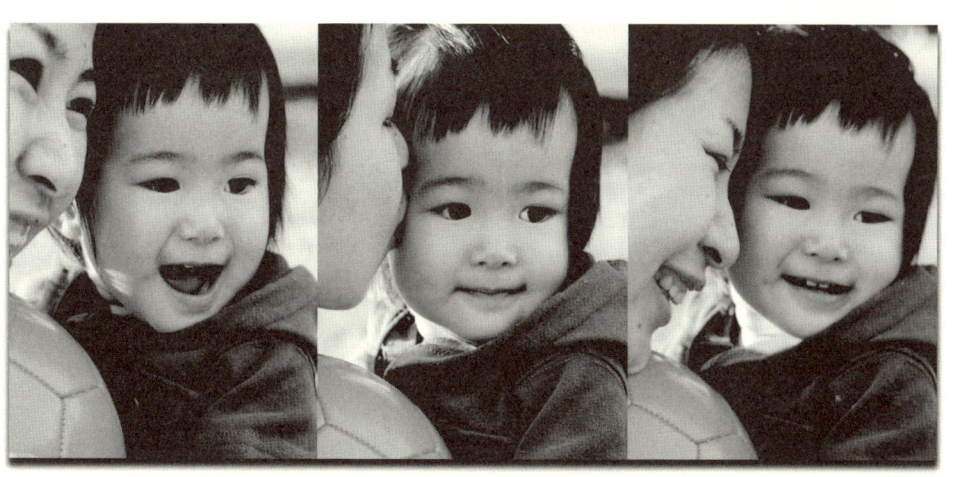

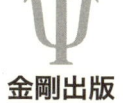

金剛出版

はじめに

　世界でもトップレベルの医療制度・技術を誇る日本の子どもたちは病気で死ぬことが激減している．しかし，一方で高度に発展した社会において，やわらかく，こわれやすいこころと身体を持つ子ども，特に乳幼児は今日の社会や大人に自らの力で適応することが未熟でありながら，護るべき社会と大人に背を向けられ，攻撃されることすら多くなっている．そのようなわが国で，乳幼児を親や家族，地域とともに育て，護る存在として，看護職が重要な役割を果たさなければならない時代になった．看護職が独立してではなく，子どものまわりにいるすべての保健，医療，福祉，教育等の専門職，そして家族との連携・協力，すなわちパートナーシップによる支援が必要とされている．

　看護職はそうした役割を果たすのに最適の専門職である．妊娠，出産，育児と子どもの成長発達，成人期，老人期まで，生涯において関わりを持ち，しかも，病院だけでなく，あらゆる組織や地域に必ず存在する職種である．2006年における看護職総人口は126万87人で，その内訳は看護師（准看護師含む）人口は119万121人，保健師4万191人，助産師2万5,775人で，医師の27万371人の約4.5倍である＊．看護職者が医師やその他の関係専門職の人たちと連携・協力すると，子どもや家族を支援する力はさらに数十倍，数百倍に拡大することもできよう．

　そのためには，問題が大きくならない時期に発見し，乳幼児とその家族を支援することが望まれる．問題の発見と解決のための支援には，知識だけでなく，問題に気づく感性を必要とし，問題に関わり続けるための温かく，思いやりに満ちた，オープンな人間性と，スキルを必要とする．それは，これまでのように身体疾患だけを治療する視点からは得られず，かといって普段の生活から自然に育つ能力でもない．本書は，乳幼児のこころと身体を理解し，さらに問題を持った乳幼児とその家族を支援する具体的な方法に重点を置き，乳幼児精神保健というわが国ではまだあまり看護職者には浸透していない概念の理解をはかりながら，看護的支援の方法を伝えたい．それは，看護職の人たちだけでなく，看護職と連携・協力する専門職にとっても有用なものである．

　本書で紹介される事例や看護・心理療法は，わが国に乳幼児精神保健という言葉が知られるようになる以前の実践も含まれている．しかし，それらの実践

＊厚生統計協会：国民衛生の動向．2006.

には乳幼児精神保健に必要な感性と温かさ，思いやり，オープンな人間性，関係性を育むスキル，そしてパートナーシップが示されていることに気づくと思う。今日，乳幼児精神保健という言葉と概念で説明されている多くの要素を含む古くて新しい支援でもある。欧米の理論と実践を，そうしたわが国特有の育児支援と融合することの可能性を示唆する内容でもある。私たちは，すでに豊かなこころと知の技と資源を持っていることに思いいたるだろう。こうした財産を無駄にすることなく，新たな乳幼児精神保健という概念と理論を用いて，看護学とその関連領域の専門職が母親および家族とのパートナーシップの中で効果的な育児支援を実践し，それを理論化するための手がかりとなるような本であることを意図した。

　なお本書は，著者らが翻訳したShirilla, J.J & Weatherston, D.J 編著『乳幼児精神保健のケース・スタディ——フライバーグの治療プログラム』の姉妹版ともいうべきもので，併せて読むことにより，理解を深めることができる。

廣瀬たい子

目次

はじめに iii

序章 乳幼児精神保健と看護 ……………………………………………… xi
1．乳幼児精神保健との出会い／xi　2．乳幼児精神保健への取り組み／xii
3．乳幼児精神保健／xiv　4．乳幼児精神保健と看護の出会い／xvi

第1部　わが国における乳幼児精神保健の実践

Ⅰ　都会の小児科クリニックにおける育児支援 ……………………… 3
はじめに／3　1．地域のかかりつけ医の意味と機能／4　2．都会の小児科クリニックにおける育児支援の実践／5

Ⅱ　総合病院小児科外来における子育て支援 ……………………… 14
1．医療機関の分化・連携の時代へ／14　2．総合病院小児科における育児支援／15　3．総合病院での育児支援のあり方／21

Ⅲ　センター型子育て支援のめざすもの …………………………… 22
はじめに／22　1．母親の「思い」と「母親友達」／23　2．なぜセンターを利用するのか／23　3．母親が感じる「今」／28　4．母親の考える「未来」／28　5．センター型子育て支援の目標／29　6．乳幼児精神保健におけるセンター型子育て支援の役割／30

Ⅳ　地域で子育てをしている母親の思い ……………………………… 31
1．ありのままの母親を受入れること／31　2．母親によって違う子育てへの思い／32　3．母親の心情に配慮し，多様な考え方や価値観を踏まえて受容的に支援すること／38

Ⅴ 重症心身障害児を看ながらの子育てと，母親自身の闘病生活を支えて……40

はじまり／40　1．病院外来での面接／40　2．主治医連絡／41　3．初回家庭訪問／41　4．定期訪問看護の開始／42　5．地域との連携／43　6．精神的な支援として／43　7．妊娠・出産・育児の支援／45　8．きょうだいの支援／45　9．養護学校入学による変化／45　10．母親の用事のための留守番看護／47　11．母親の闘病生活を支えて／47

Ⅵ 育児ストレスが非常に強い事例への支援……48

1．家庭訪問の経過／48　2．育児ストレスが高い母親への育児支援とふりかえり／54

Ⅶ 先天異常をもつ児とその母親に対する育児支援……56

はじめに／56　1．出会いと初回の家庭訪問／56　2．発達の遅れと障害の受容／58　3．社会的孤立／59　4．支援の実際／60　5．スーパーバイザーと事例検討会の活用／61　6．衝撃的な事実と暗闇―夫との関係と子どもの頃の深い傷について／62　7．未熟な支援者と日本人の文化的特性をふまえた支援／63

Ⅷ 低出生体重児への療育支援と家族支援……65

1．初めての出会い／65　2．在宅療育生活のはじまり／66　3．長期的視点からのアプローチ／68　4．母親との関係成立のために／69　5．1歳を迎えて／70

Ⅸ 助産師による新生児訪問：出産後のストレスと子育て……73

1．分娩時からのストレス／73　2．産後うつと心身のケア／75　3．地域で子育てを／78　4．傍らで傾聴し共に考える／79

Ⅹ 医療的ケアを必要とする子どもの地域支援体制 ……… 81

PART1 小さな命の挑戦
1．試 練／81　2．挑 戦／85

PART2 医療的ケアを必要とする子どもの在宅生活を支える
はじめに／92　1．初めての出会い／92　2．退院準備としての主治医連絡／92　3．さとみちゃんの外出訓練／93　4．長期入院と家族／94　5．入院中のさとみちゃんと面会／94　6．外泊訓練中の家庭訪問／95　7．もうすぐ退院，そして訪問看護の開始／96　8．在宅での状況／97　9．小学校での状況／98　10．きょうだい支援／99　11．祖父や祖母の世話／99　12．入院により訪問看護は待機に／100

第2部
乳幼児精神保健のプロフェッショナルを育てる

Ⅰ 米国の乳幼児精神保健のプロフェッショナル ……… 103

1．Selma Fraiberg と WAIMH／103　2．Zero to Three と乳幼児精神保健／104　3．多様な乳幼児精神保健プロフェッショナル養成／106　4．NFP プログラムとプロフェッショナル／108　5．法律家を対象とした乳幼児精神保健プロフェッショナルの養成／110

Ⅱ 欧州の乳幼児精神保健のプロフェッショナル ……… 113

PART 1 欧州——フィンランドでの実践
はじめに／113　1．欧州—フィンランドにおける乳幼児精神保健／114　2．フィンランドにおける母子保健サービス／116　3．保健師による乳幼児精神保健活動／117　4．European Early Promotion Project／118

PART 2 乳幼児精神保健の概念の理解と実践の意義
1．乳幼児精神保健の多角的なアプローチ—折り重なる支援／120　2．欧

州の実践にみられる乳幼児精神保健の意義／122　　3．客観的ふりかえりやスーパーヴィジョンの重要性／125　　おわりに／127

第3部
乳幼児精神保健の介入効果を明らかにする

Ⅰ　乳幼児精神保健介入研究計画の立案　　133
はじめに／133　　1．Drummondらの実践モデル／133　　2．具体的支援プログラムの計画／134　　3．プログラム運用に関する問題／137　　4．NCATS/NCAFSに基づく育児支援プログラム／138　　おわりに／140

Ⅱ　乳幼児精神保健介入効果の評価法　　142
はじめに／142　　1．基本的な効果評価の論理／142　　2．効果測定の指標／143　　3．効果評価のデザイン／144　　おわりに／151

終章　わが国の乳幼児精神保健と看護の課題　　153
PART 1　国による支援
はじめに／153　　1．国による育児支援に関する施策／153　　2．医療分野における育児支援／156　　3．公的機関・民間団体による育児支援／156
PART 2　問題と課題
1．わが国の乳幼児精神保健と看護の問題と課題／158　　2．ハイリスク乳幼児と家族の育児支援／158

索引　167

看護のための
乳幼児精神保健入門

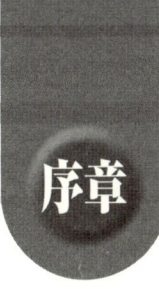

序章 乳幼児精神保健と看護

[廣瀬たい子]

1. 乳幼児精神保健との出会い

　わが国では，乳幼児精神保健という言葉がまだ市民権が得られていないように思う。その言葉が意味する内容，実践，研究，さらには教育について，他の先進諸国における事情を知ると，わが国でも実践され，研究，教育されてきたことであることに気づく。しかし，それを乳幼児精神保健とは呼んでこなかったし，西欧諸国で発展した愛着理論をはじめとした，さまざまな乳幼児精神保健に関わる理論にも十分なじんでいない。特に，看護の領域では，まだきわめて新しい概念として受けとられているのではないだろうか。

　筆者は，小児看護の領域でずっと仕事をしてきた。大学や大学院では，発達心理学や小児・母子看護学について学んできた。特に 1991 ～ 1995 年に，ワシントン大学看護学部の大学院博士課程で学んだときに，Kathryn Barnard 先生の指導を受け，母子関係や社会心理的・社会経済的背景が子どもの発達に重大な影響力を持つことを学んだ。特に，看護介入研究について学んだ時，看護実践を科学的に裏付けることの重要性とともに，こんなことが看護の力でできるものなのかと，目から鱗が落ちる思いがしたものであった。しかし，この時期には残念ながら，私はまだ「乳幼児精神保健」という言葉・概念について，あまり知らなかったし，関心を持つこともなかった。1993 年にはすでに，Charles H. Zeanah, Jr. が "Handbook of Infant Mental Health"[1] を出版し，Kathryn Barnard もその本の 1 章を書いている。渡辺[2,3]によると，1980 年に設立された世界乳幼児精神医学会（World Association for Infant Psychiatry and

Allied Disciplines: WAIPAD）が，1992年9月の第5回シカゴ大会で国際乳幼児精神保健学会（International Association for Infant Metal Health: IAIMH）と融合し，新たに世界乳幼児精神保健学会（World Association for Infant Mental Health: WAIMH）が誕生した。そして，1996年フィンランドのタンペレ大会以降からは，参加者が精神医学の専門家らが中心となっていた学会に，新生児科医，看護師，助産師，保健師，保育士らが参加した。私は，1995年にワシントン大学を卒業し，帰国していた。しかし，奇しくもその年はタンペレ学会に参加し，学会発表をした。ポスター発表であったが，共同研究者であるアメリカ人看護師 Lynne Foss とその家族，および Kathryn Barnard 先生とタンペレで合流した。それが縁で，Kathryn Barnard 先生に渡辺久子先生を紹介してもらい，今日の関わりまで続いている。とても印象的だったのは，タンペレ大会のシンポジウムに，渡辺久子先生，Kathryn Barnard 先生がシンポジストとして参加し，おそらく1,000人ほどが収容されていたであろう大講堂で，それぞれに乳幼児精神保健に関する重要な提言をしたことであった。これまで，比較的マイナーな存在と認識していた，日本人と看護学研究者が，世界中の専門家が集まっている大きな学会で堂々と発表していることに感銘を受けた。特に，シンポジウム終了後に，Kathryn Barnard 先生の席の前に長蛇の列を作った各国の専門家が個人的質問の順番を待っていたことに驚いたものである。ともかく，そんな契機から，筆者も WAIMH に関わるようになった。しかし，その当時は，帰国後に恩師 Kathryn Barnard らが開発した親子相互作用のアセスメント尺度である NCAST（Nursing Child Assessment Satellite Training）[4,5] を日本人乳幼児と母親に活用するための基礎データを収集し，結果を分析・解釈する仕事に追われ，乳幼児精神保健本来の仕事には手をつけていなかった。

2. 乳幼児精神保健への取り組み

さて，私が本格的に乳幼児精神保健に取り組むようになるまでの経緯について述べたい。前述したように，NCAST という尺度を日本人親子に用い，日本語版 NCAST を作成するため，北海道医療大学看護福祉学部に奉職していた頃から健康な乳幼児と脳性麻痺児の母親の母子相互作用を観察し，基礎データを収集していた[6-9]。2000年に東京医科歯科大学に移ってからは，2001年より，NCAST 研究会を作り，母子の問題や子どもの発達・看護に関心のある専門家

が集まって、月に1回程度の勉強会を開始した。最初は看護師、心理士等数名が、NCASTに関連する英語文献を読むことからはじめた。少しずつ研究会員が増え、2002年から、民間の研究助成金（三菱財団）を受け、NCASTを用いた育児支援研究をNCAST研究会メンバーが協力し合って遂行することになった。生後1カ月の乳児健診のため病院を受診した母親に協力を依頼し、承諾が得られたら、児が3カ月になる時期から家庭訪問を開始したのである。このとき、NCATS（Nursing Child Assessment Teaching Scale）得点の高低で母子を2群に分けた。得点が低い母子に対しては、育児支援が必要であろうと仮定し、3カ月ごとの家庭訪問を、得点が高い母子に対しては特別の支援は不要であろうと仮定し、6カ月ごとのアセスメント目的のみの家庭訪問を、児が18カ月になるまで継続した。この研究の報告は多くの学会や論文で行ったので、それらをお読みいただきたい[10-14]。

　上記介入研究の遂行には十分な人的資源があり、潤沢な財政基盤があったわけではないが、研究そのものは、最後まで皆が楽しみながら遂行することができた。結果が期待したとおりでなかったらどうしようという不安を抱えながらも、家庭訪問は楽しかった。母親から感謝され、やりがいを感じることもできた。研究中は、月に1回程度のペースで研究会を開催し、お互いの家庭訪問のふりかえりや情報交換をする中で、研究をもっと発展させたいと考えるようになった。

　次に介入研究を行ったのは、低出生体重児とその母親に対する育児支援であった。NICUから退院間近、退院後1週、2週、さらに修正週数46週、60週時に縦断的に低出生体重児とその母親に家庭訪問を行うものであった。こちらは、1年間で終了させなければならず、育児支援の国際比較を行うものであったため、じっくり母子に関わる時間と内容を準備することができず、心残りとなるものではあったが、同様に家庭訪問を行い、やりがいのある支援であった。強く印象に残っていることは、退院直後の母親は不眠と不安の中で育児をしていたことだった。こちらも、おおいに感謝された。この研究結果についても、いくつかの学会で発表し、論文にもした[15-17]。

　これら2つの研究はささやかなものではあるが、れっきとした介入研究であり、乳幼児精神保健活動である。そこで、乳幼児精神保健の定義と活動について、少し述べたい。

3. 乳幼児精神保健

　WAIMH Handbook of Infant Mental Health[18]によると，乳幼児精神保健は比較的最近になってから生まれた学際的専門領域であり，理論的背景としては，進化理論，システム理論，精神分析理論が挙げられ，乳幼児精神保健は，乳幼児の特性や養育者と乳幼児の関係性，そして親子関係が存在する環境の中で起こっている発達的成果がもたらすものであるという理解に基づいているとされている。Winnicottの論文から，「赤ちゃんという存在などはありえず，もし赤ちゃんの存在を説明するとすれば，赤ちゃんと誰かについて述べることだろう。赤ちゃんだけが存在することはできず，赤ちゃんは関係性の重要な一部である」という一文を引用している。また，赤ちゃんが親や人，環境との関係性の一部であるために，貧困，暴力，依存症，ホームレス等の影響を強く受けるため，そうしたリスク要因が赤ちゃんの発達に及ぼす効果とそれを軽減するための支援を必要としている存在でもあることが示されている。くわえて，赤ちゃんのリスクとして，低出生体重や早産，周産期の合併症や不十分な健診やケア，乳児期の死亡や罹病（そして，親の喪失体験から来る悲しみ），身体障害，精神発達遅滞，貧困，栄養不良，片親，養育の不足，親の精神障害，親のストレス，虐待，親の薬物依存，夫婦不和等が指摘されている。Hoffman (1994)[19]は，こうした悪影響要因を，6つの貧困—生活の貧困（食物，住居），保護の貧困（保健制度の貧困，暴力），情動の貧困（搾取的な関係性），理解の貧困（不十分な教育），参加の貧困（忘れられた女性，子ども，少数民族），アイデンティティーの貧困（強制移民，亡命，他国の価値観の強要）—という概念で分類している。このようなネガティブな要因を抱える乳幼児に対する支援が，乳幼児精神保健活動であり，乳幼児精神保健そのものと考えられている。

　アメリカの"Zero to Three"という非営利組織は，乳幼児とその家族の健康と福祉のための研究，啓蒙，出版，教育・訓練事業を提供している。その使命は，「乳幼児とその家族の健康な発育・発達とwell-beingを支援すること」とされている。その組織は，非営利を旨とする多くの学問領域を含み，乳幼児の生活に影響を及ぼす大人を支援し，知識の提供，教育の実施を行うことによって，その使命を発展させるものとされている。Zero to Threeは，早期ヘッド・スタート・プロジェクトを支え，乳幼児の成長発達とその問題について，全米に影響力を持つ指導的組織である。乳幼児精神保健について語るとき，Zero to Three を抜きに語ることは不可能と言っていい組織である[20]。

さて，その Zero to Three の定義によると乳幼児精神保健とは，「出生から3歳までの子どもが情緒を経験し，調整し，表出する能力であり，親しい，安定した対人関係を形成し，環境を探索し，学習することである。乳幼児精神保健とは，健康な社会的・情緒的発達と同義語である」とされている[21]。

また，Zero to Three の創始者の一人である Selma Fraiberg は，乳幼児が安定した親子関係の中で発達と健康を促進できるような支援方法を考え出し，それを「乳幼児精神保健（Infant Mental Health）」と呼んだという。"Infant" は，3歳以下の子ども，"Mental" は，社会・情緒・認知領域を指し，"Health" は，乳幼児とその家族の健康を意味したとされている[22]。

以上の乳幼児精神保健の定義は，乳幼児が安全で安定した人間と環境との関係性の中で生起する健康な社会的・情緒的発達を意味し，広義には，乳幼児の健康な社会的・情緒的発達を保持・促進するための活動を含むと言うことができよう。この定義を，私たち日本人の子育てや，親子の臨床に関わる専門職や一般の市民の活動に結びつけて再考すると，現在のわが国における，乳幼児とその家族に対するさまざまな活動が乳幼児精神保健と言い換えることができることに気づく。もっともわかりやすく，一般的に普及している言葉を用いるとすれば，健康に育つことと，健康な子育てであり，子育て支援と言っていいだろう。しかし一方で大きく異なるのは，関係性の視点であろう。わが国で育つこと・子育ては，成長することと，社会に出て一人前になって行動できるようになること，言い換えるならば，健康な身体的成長と認知発達を達成することを目標としている。もちろん，病気や障害を持ちながらも，健やかに育つこと，育てることも含んでいるが，それらを凝縮しているのが，乳幼児健診であると私は考える。人並みの身体になっているかどうか，人並みの認知能力を持っているかどうかを確認し，不足や異常があれば，それを早期に発見し，治療するために大きな役割を果たし，今も重要な役割を果たしている。

しかし，欧米では1970年代から，赤ちゃんがさまざまな能力を持ち，そうした能力は最初に出会い，その赤ちゃんとの強い関係性，すなわち愛着を形成する人間との関係性の中で形成されることが明らかにされた。さらに今日では，その関係性・愛着が大脳の発達や機能を形成することもわかってきている[23-25]。つまり，ハードな構造としての脳や身体の構造を形成・発展させるのは，ソフトな構造としての，周囲の人と赤ちゃんとの安全で安定した，温かい毎日

序章　乳幼児精神保健と看護

のやりとりであることが明らかにされている。わが国では，ソフトの部分の子育ては，世代間伝達によって，親から子へ，子から孫へと自然に伝達されてきた。そこに理論がなくても，より良い子育ての方法が以心伝心で，親の後ろ姿を見ながらで伝達され，家族や地域がそれを助けてきたと考える。しかし，かつて経験したことのない少子高齢化や高度経済成長，生活格差の拡大等々，多くの変化により，西欧諸国で発展した関係性の視点に基づいた，乳幼児の発達や愛着の理論が，私たち日本人の乳幼児と家族を支援するために必要とされる社会になったのではないだろうか。

　第2章では，筆者と研究仲間が本書を書くまでに実践してきたことを述べたい。おそらく筆者たちの活動は，乳幼児精神保健そのものであり，看護学における乳幼児精神保健を提示できると思う。生まれたばかりの活動ではあるが，わが国の文化に基づき，わが国の長年の看護，心理・福祉の仕事をよりどころとしてきたものでもある。

4．乳幼児精神保健と看護の出会い

　冒頭にも書いたが，筆者は，1991〜1995年にワシントン大学看護学部で勉強する機会を持った。そこで，NCASTを学び，NCASTを日本に持ってきてわが国の母子支援に役立てたいと思った。NCAST日本語版を作成するため，研究に着手した。さらには，NCASTをアセンスメント尺度・介入効果測定尺度として用いた介入研究も行った。そこまでは，すでに述べたので，そこから先の活動を紹介することにする。

　上記のNCASTを用いた研究の成果から，日本の親子へのNCAST活用の可能性を裏付けることができ，2005年にワシントン大学看護学部のNCAST本部と日本語版作成の契約を結ぶ手続きを行った。1996年にNCAST研究を開始して以来の念願が10年後にやっと達成できるはこびとなった。和訳,バック・トランスレーションの手続きを経てた後，ビデオ撮影した日本人母子の相互作用を英語版と日本語版のNCAST尺度でコーディングし，一致率や信頼性を確認した。こうした研究成果については，これから論文にする予定である。

　これまでの研究活動に基づいて，NCASTを活用した親子支援／育児支援の実践に焦点を移す準備状態が整い，2006年から小児病棟・外来における育児支援の研修を開始し，2007年からは育児支援外来を設置した。それはまた，

筆者が所属する大学の大学院,小児・家族発達看護学専攻博士前期（修士）課程に小児専門看護師（Certified Nurse Specialist：CNS）養成カリキュラムを設置するため,臨床実習病院の準備でもあった。このCNSは,すでに養成カリキュラムが認定されている大学の大学院を修了し,必要とされている臨床経験を経て,現在22名が活躍している。ほとんどが小児がんや慢性障害の領域を専門とするCNSであり,乳幼児精神保健を専門とするCNSは皆無である。そこで,乳幼児精神保健に特化したCNS養成ができる課程の設置の準備を始めた。そうした意図も含めた乳幼児精神保健の実践活動の場でもある。東京医科歯科大学医学部附属病院と関連の小児科クリニックの2カ所で週1回ずつ,NCAST研究会のメンバーが,主に母親の育児相談に対応している。まだ始まったばかりの臨床実践だが,このような実践は,実はわが国の看護や心理の専門職が長年行ってきたことである。その活動に新たに乳幼児精神保健というラベルをつけて,その領域を特化した臨床実践を発展させ,さらには,欧米の理論をわが国の臨床実践と理論に融合し,わが国の看護理論,あるいは複合領域の理論の形成に発展させることを願って,2007年4月に乳幼児保健学会を設立した。これを機会に,私たちの実践・研究活動をより多くの育児支援専門家と共有・協働して発展させるとともに,次の世代を担う若い実践・研究者に引き継いでいくことを望んだのである。2007年3月には,愛着理論を生み出したJohn Bowlbyをはじめとする多くの偉大な先人が臨床・研究を営んだタビストック研究所の短期講習会（5日間）にNCAST研究会メンバー5名で参加した。たった5日間で,しかも英語で多くを学ぶことはできなかったが,わが国で乳幼児精神保健の実践・教育・研究活動を必要としていることを実感し,私たちが始めた小さな活動を継続し,発展させていく必要性を再認識した。

　本書では,これまで述べたすべての活動を具体的に紹介することはできないが,わが国で筆者たちが具体的に実践した乳幼児精神保健活動を紹介している。それを読むと,読者はきっと,ご自身のこれまでの実践経験そのものが乳幼児精神保健であることに気づかれると思う。そして,乳幼児精神保健が,決して欧米から輸入された目新しいものではなく,わが国で伝達されてきた子育てそのものであることに気づくと思う。筆者は,それがわが国における乳幼児精神保健看護学であり,新たな実践に基づいた学問の始まりであると思う。意識せずに,すでに多くの実践を積み重ねていることを認識し,新たな一歩を踏み出し,理論を創出することに貢献したい。

【引用文献】

1) Charles, H. Zeanah, Jr. (Eds.): Handbook of Infant Mental Health. Guilford Press: New York, 1993.
2) 渡辺久子：乳幼児精神医学の動向．小此木啓吾，小嶋謙四郎，渡辺久子編：乳幼児精神医学の方法論．pp.3-21，岩崎学術出版社，1994.
3) 渡辺久子：母子臨床の最近の動向．精神療法，29(5)；511-517, 2003.
4) Sumner, G., & Spietz, A.: NCAST Caregiver/parent-child interaction teaching manual. NCAST Publications: Seattle, 1994.
5) Sumner, G., & Spietz, A.: NCAST Caregiver/parent-child interaction feeding manual. NCAST Publications: Seattle, 1994.
6) 広瀬たい子，田中克枝：脳性麻痺児の母子相互作用の検討——NCASTによる観察・測定から．小児保健研究，61(2)；308-314, 2002.
7) Taiko Hirose: Mother-Infant Interactions in Japanese and American Dyads. NHSA Dialog, 6(1)；161-173, 2002.
8) 草薙美穂，廣瀬たい子：脳性麻痺児の母子相互作用促進のための看護師による介入効果の検討．小児保健研究，62(3)；317-323, 2003.
9) 田中克枝，廣瀬たい子：脳性麻痺児の母子相互作用の検討（第2報）．小児保健研究，62(4)；481-488, 2003.
10) 園部真美，白川園子，廣瀬たい子他：母親の社会的ネットワークと母子相互作用，子どもの発達，育児ストレスに関する研究．小児保健研究，65(3)；405-414, 2006.
11) 寺本妙子，廣瀬たい子，斉藤早香枝他：NCASTに基づく育児支援プログラムの評価——母親の育児ストレスと子どもの発達からの検討．小児保健研究，65(3)；439-447, 2006.
12) 平松真由美，高橋泉，大森貴秀他：乳児の睡眠リズムと育児ストレスについて．小児保健研究，65(3)；415-423, 2006.
13) 高橋泉，平松真由美，大森貴秀他：乳幼児の睡眠覚醒リズムと食事および母親の睡眠——生後3カ月から17カ月までの縦断調査．小児保健研究，65(4)；547-555, 2006.
14) Hirose, T., Teramoto, T., Saitoh, S. et al.: A preliminary early intervention study using NCATS in Japan. Pediatrics International, 2008. (in press)
15) 廣瀬たい子，寺本妙子，三国久美他：低出生体重児の育児支援のあり方を考える——米国ワシントン州，コロラド州の調査から．小児看護，29(4)；513-515, 2006.
16) 寺本妙子，廣瀬たい子，Andrea Kovalesky 他：米国ワシントン州における低出生体重児に対する公的支援システム．小児看護，29(6)；781-783, 2006.
17) 廣瀬たい子：愛着の視点をもった看護．こころの科学，134；43-48, 2007.
18) Fitzgerald, H. & Barton, L.R.: Infant mental health: Origins and emergence of an interdisciplinary field. Osofsky, J.D., & Fitzgerald, H. (Eds.): WAIMH Handbook of Infant Mental Health. Vol one, 4-36, John Wiley & Sons: New York, 2000.
19) Hoffman, J.M.: The fish is in the water and the water is the fish. The Signal, 2；5-6, 1994.
20) Zero to Three Home Page. Retrieved August 6, 2007 http://www.zerotothree.org/site/PageServer?pagename=ab_aboutus, 2007/08/06.
21) Hill, S.L., & Solchany, J.: Mental Health Assessments for Infants and Toddlers. Child Law Practice, 24(9)；133-140, 2005.
22) J.J, Shirilla. & Deborah, J. Weatherston. (Eds.): Case Studies in Infant Mental Health: Risk, Resiliency, and Relationship. ZERO TO THREE: Washington DC, 2002.（廣瀬たい子監訳：乳幼児精神保健ケースブック．金剛出版，2007.)

23) Shore, A.N.: Effects of secure attachment relationship on right brain development, affect, regulation, and infant mental health. Infant Mental Health Journal, 22(1-2) ; 7-66, 2001.
24) Public Health-Seattle & King County: The Science of Early Childhood Development: A summary report of from neurons to neighborhood development by the National Academy of Sciences, courtesy of the National Academies Press: Washington DC, 2000.
25) Robin Karr-Morse., & Wiley, Meredith S.: Ghosts From the Nursery: Tracing the Roots of Violence. Grove Press: New York, 2000. (朝野富三, 庄司修也監訳:育児室からの亡霊. 毎日新聞社, 2000.)

第1部

わが国における乳幼児精神保健の実践

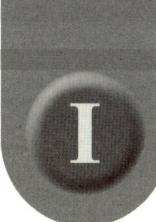

I 都会の小児科クリニックにおける育児支援

[白川園子・大川洋二]

はじめに

　現在，わが国では，平成4年の医療法の改正に伴い，階層型構造の医療提供体制から，住民・患者の視点に立った医療連携体制への転換が推進されている。この体制の中で，地域における日常的な医療を支えるのが，「かかりつけ医」である。平成17年12月8日の社会保障審議会医療部会の「医療提供体制に関する意見」[1]では，「かかりつけ医等の役割」が以下のように述べられている。

- かかりつけ医について，国民が身近な地域で日常的な医療を受けたり，あるいは健康の相談等ができる医師として，国民にわかりやすくその普及・定着を図る必要がある。かかりつけ歯科医，かかりつけ薬剤師についても，それぞれの役割が果たせるように，その普及・定着を図る必要がある。
- 主要な事業ごとの医療連携体制を構築し，地域において実際に連携がなされるためには，かかりつけ医が，患者の病状に応じて適切な医療機関を紹介することをはじめ，常に患者を支える立場に立って重要な役割を担うこと，また，診療時間外においても患者の病態に応じて患者またはその家族と連絡がとれるようにするなど適切に対応することが求められる。
- 患者の視点に立って，どのようなかかりつけ医の役割が期待されるか，また，その機能を発揮するために，サポート体制を含め何が必要か等，各地域での医療連携が適切に行われるよう，かかりつけ医のあり方について，引き続き

検討していく必要がある。

　以上のように，かかりつけ医制度のもと，それぞれの地域の診療所や中小病院は，保健行政に携わる保健所・保健センター等の公的機関と，より高度で専門的な医療を提供する地域医療支援病院・特定機能病院等との間に立って，地域住民の健康を守る重要な責務を担っている。具体的なかかりつけ医の役割は，病気の初期医療（プライマリ・ケア）だけではなく，病歴，家族歴，アレルギーなどひとりひとりの患者の健康状態の管理，家族の健康相談，保健指導，場合によっては往診による訪問診療・在宅医療の管理など多義にわたり，その他，必要に応じて，要介護認定での意見書作成，介護保険施設との連携等も行う。本稿では，地域のかかりつけ医のクリニックで，臨床心理士，看護職が行っている育児支援の実践について報告する。

1．地域のかかりつけ医の意味と機能

　さて，子どもや家族が病気になった時，一般に，症状がよほど重篤であったり，あるいは何か特別な事情でもない限り，まずは近所のお医者さんに診てもらうことが多いだろう。かかりつけの医師は，子どもや家族のこれまでかかった病気，今飲んでいる薬，子どもや家族の体質等を良く知っていてくれる心強い存在である。しかし，子どもについての心配は，病気など健康上のことだけではない。発達や発育の心配，家族関係，子育てそのものに対する不安や負担感なども，子どもや家族の健康にとって重要な問題である。従来，こうした相談に対しては，地域の保健センター・保健所等が，良質で有効なサービスを提供してきている。しかし，これら公的機関では，条件設定に制約があることが多い。保健センター・保健所の相談日のほとんどが平日である。曜日も時間も決まっていて，あらかじめ予約が必要なところも多い。しかし，一方で，日常の養育上の疑問や困難は，多くの場合待ったなしである。子どものことで不安や心配を持つ親は，出来るだけ早い解決を希望している。また，一見些細なことに思われ，見過ごされがちな養育上の問題が，実は，乳幼児精神保健領域のより深刻な問題と関連していることも少なくない。乳幼児精神保健の専門家が，地域の診療所や病院で，子育てに悩む親や家族をサポートしていくことは，親のニーズにより迅速かつ適切に応えられるだけでなく，潜在する深刻な問題を

予防する観点からも意義のあることといえよう。

2. 都会の小児科クリニックにおける育児支援の実践

(1) 小児科クリニックの中の小さな相談室

　筆者らは，ある小児科クリニックにおいて，地域の親子を対象に子育て相談を行っている。図1は，相談室のパンフレットの一部である。相談は，毎週土曜日に，1回約45分間で設定されている。利用者は，希望の時間を，午前・午後の時間帯から選び，クリニックを通じ予約する。予約は，外来の窓口だけではなく，クリニックのホームページからもアクセスできるようになっている。図2は，相談室の写真である。相談室の壁には可愛らしい絵などが描かれ，検査用具の他におもちゃも用意されていて，初めて訪れた子どもや親が，緊張せず話せるよう配慮されている。図3は，相談の流れである。相談は，臨床心理士，臨床発達心理士，保健師，助産師，看護師ら乳幼児精神保健の専門家が担当す

図1　相談室のパンフレット（一部）

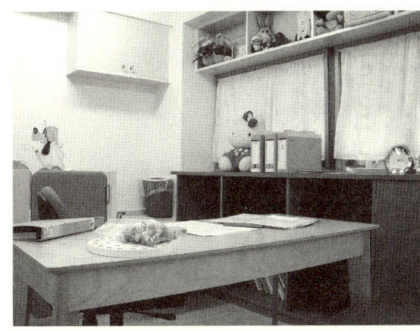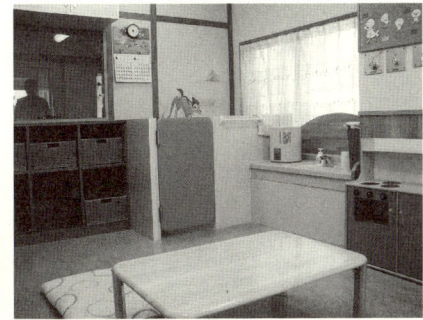

図2　相談室の写真

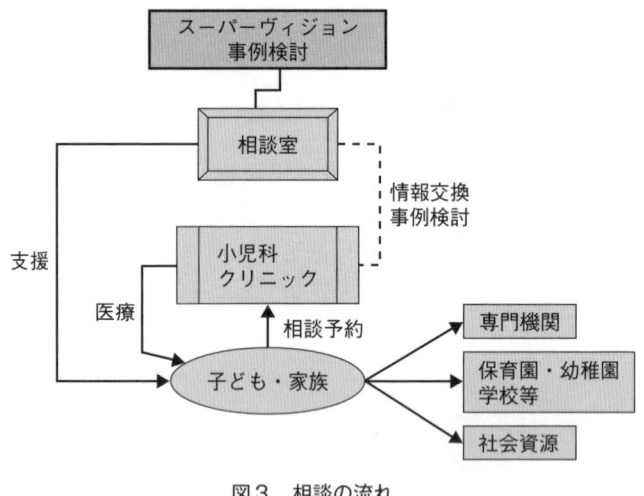

図3　相談の流れ

るが，相談経過の中で，適宜クリニックの医師や看護師らと連携して，相談者の身体上の健康状態についても考慮していけるようにしている。その他，必要に応じて，地域の専門機関，社会資源等への紹介も考えていく。また，相談担当者は，定期的に，事例検討会を持ち，より高度な知識・経験を有する臨床家のスーパーヴィジョンを受ける。当然のことながら，利用者には，十分なインフォームドコンセントをこころがけ，個人の秘密は厳格に守られる。開室以来，今日まで，この小さな相談室には，さまざまな訴えを持つ親子・家族が訪れている。

次に，この相談室での子育て相談・支援を通じて見えてきたもの，その問題点などについて考察する。

なお，事例には，相談者のプライバシー保護として，支援内容の主旨が変わらない範囲での変更を加えてある。

（2）子育て相談の事例から

図4は相談室における，ある6カ月間の相談対象者の年齢分布である。この図に見るように，子どもの年齢は，大きくふたつに分けられ，1歳までと，3歳以上の相談が多いことがわかる。図5は，相談の主訴であるが，食事（栄養）・睡眠・排泄などの生活に関するものと，行動上の心配が多い。

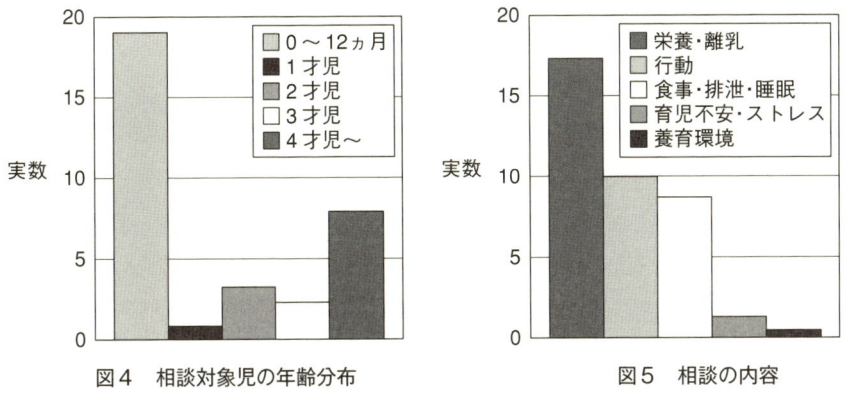

図4　相談対象児の年齢分布　　　　　図5　相談の内容

誕生直後から，日々の子育てに寄り添って

「これって，誰にでもあるささいなことですよね。みんなそうだったって聞くし……でも本当に困っているんです。育児書探しても，はっきりこれだ！　っていう答えは書いてないんです。もしかして何か病気じゃないかと心配です。」

　乳児期早期の相談の多くは，母親のこんな言葉で始まる。赤ちゃんがミルクを飲んでくれない。飲みすぎかもしれない。離乳はいつから，どのように始めれば良いのだろうか。夜泣きが激しい等々。もちろん，多くの母親は，保健所の乳児健診でこうした問題についての指導を受け，ひと通りの基礎知識を持っている。わからなければ，育児書で調べたり，最近はインターネットを利用することも簡単だろう。近所の同じような年齢の子どもを持つママ仲間や先輩ママに相談してみてもいいだろう。しかし，実際には，問題は，なかなか解決されない。保健所の指導や育児書の表記では，『その子どもの発達・発育，個性に応じて』という言葉がよく使われる。ところが，この『○○に応じて』が問題なのである。そもそも，どう"応じ"たらよいのかわからないからこそ困っているのだ。他の母親からの「うちの子の時はね」というアドバイスも，いつも自分の子どもにあてはまるとは限らない。日常の養育に悩む親たちは，一般的，平均的な解答ではなく，"わが子（家族）"のための，"今必要な答え"を求めている。子どもがひとりひとり違うように，家族もまたそれぞれ異なった事情を抱えているだろう。育児支援には，支援を必要としている子どもや家族

が，本当に納得し，安心できる助言を提供することが求められている。

　Aちゃんは1歳7カ月。発達・発育も順調で，1歳前には歩き始めた。最近は，「バイバイ」や「イヤ」「マンマ」など片言も話せるようになってきた。ご両親にかわいがられてすくすく育つAちゃん，だが，お母さんは，Aちゃんのことで長いこと困っていらしたようだ。Aちゃんは，離乳食も順調に進んでいて，すでに1日3回しっかり食べているのに，まだまだオッパイが欲しくてたまらない。昼間遊んでいても，ちょこちょこ飲みに来る。夜寝てからはこれに夜泣きが加わり，3時間ごとに泣いてはオッパイを飲んでまた眠るということが繰り返される。こんな状態が，新生児期からずっと続いている。お母さんは，Aちゃんが生まれてこの方，夜ぐっすり眠ったことがないという。昼間は活発なAちゃんに付き合ってヘトヘトなのに，慢性的睡眠不足でもう限界という毎日であるという。「外遊びも十分しているのにどうしてでしょう。いったいいつまで続くのかと思うと……それにこんなふうにしていて，Aにとって本当にいいのでしょうか。私の子育てが何か間違っているのではないかと心配で……」と，母親は疲れた顔で話した。相談者は，まず，Aちゃんの育児のたいへんさに共感しつつ，母親の訴えに丁寧に耳を傾けた。やがて，母親の一番の心配は，自身の身体的な負担ではなく，Aちゃんが順調に発達しているのだろうか，Aちゃんの子育てはこれでいいのだろうか，というAちゃんの発育や発達についての不安であることがわかってきた。そこで，相談者は，Aちゃんの新生児期からの発達・発育の様子を，母親と一緒に検討しながら，問題解決の道を探っていった。その中で，Aちゃんは，きわめて健康，発達・発育も良好で，大きな問題はないこと，離乳食も順調に進んでいることを考えれば，母乳を飲んでいること自体は，今の時点で特に問題とはいえないだろうということ，睡眠（夜泣き）についても，成長とともに解決していくことが予想されることなどを話していった。こうした経過の中で，母親は，Aちゃんが順調に成長していること，また今の状態がずっと続くわけではないことに安心し，今の育児を楽しみながら，昼間の生活についても工夫していこうという気持ちになっていった。「これからも，ご一緒に様子を見ていきましょう」と，次回の約束を交わして，Aちゃんと母親を見送った。

　乳幼児期は，親が，日々の養育の中で，わが子の気質や特性を理解し，子ど

もへの愛情を育んでいく重要な時期である。子どもは，両親の養育のもと，親との相互作用の中で，人として生きていくための基礎を構築していく。しかし，一方で，この時期，親がわが子の成長や発達に不安や焦りを感じて悩み，育児を負担に思うことも多い[2]。日常の育児に対する困難感や，子どもの成長・発達についての心配は，親の育児ストレスや育児不安と関連し，親子の関係性にも影響を与えるといわれる[3]。誕生直後から，乳幼児精神保健の専門家が，親の気持ちに寄り添い，子どもの発達・発育を親と一緒に確認しながら，親子のニーズにあった具体的な解決策を提供し，親子の関係性を援助していくことの意味は大きいといえる。

幼児期後期から顕在化する問題に寄り添って

「うちの子は，お友だちとうまく遊べません。言葉もちょっと遅いみたいで，けんかになるとすぐ手が出ちゃうんです。そのせいか，最近は公園でもみんなに避けられているみたいで，なんとなく行きづらくなってしまいました。周りからは，わがままなんだから，親がしっかり教えなければダメって言われるけど，このごろは私の言うことを全然聞かなくなってしまって。今は，外でも，親がついていられるからまだいいけれど，学校に行ってからが心配です。」

最近，幼稚園や保育園に行っている子どもたちのこんな相談が増えている。落ち着きがない，口答えをする，すぐ泣く，幼稚園に行きたがらない，オムツが取れない，母親のいうことを聞かない等々。心配はさまざまであるが，最近は特に，落ち着きや注意など行動上の問題についての訴えが多くなっているようだ。昨今マスコミなどで，ADHD（注意欠陥多動性障害），LD（学習障害），アスペルガー障害などの軽度発達障害[注1)4)]についても取り上げられることが多くなったが，そのためか，中には具体的な疾病名をあげて相談してくるケースも見られる。幼児期の問題は，親が子どもの問題に巻き込まれるところにその特徴があるが，特に，子どもが集団にうまく適応できず，友だちとの間でトラブルを起こしてしまうと，親は社会的にかなりつらい立場に立たされることになる。

Bちゃんは，5歳。家族は父親，母親，Bちゃんの3人である。赤ちゃんの頃から特に大きな病気もなく元気に育ってきたが，保育園に行くようになって

からいろいろ心配なことが多くなってきた。友だちとの物の取り合いですぐ手が出る。かみつく，自分の思い通りにならないと大声で泣いてしまう，など，友だち関係でうまくいかないことが目立ってきた。Bちゃんは言葉も少し遅めで，自分の言いたいことをうまく相手に伝えられないらしい。それに頑固だ。最近は，お母さんの言うこともあまり聞かなくなってきた。お母さんは，Bちゃんとふたりで家にいると，いらいらしてついBちゃんに手を上げてしまうという。だからといって，公園に行けば，すぐ友だちとけんかになって，相手を泣かせてしまうので，母親は謝ってばかりということになる。最近では家に居るのも，外へ出るのもどちらも本当に嫌になってしまった。もうどうしたらいいのかわからないと訴える母親は，本当に疲れている様子だった。

　幼児期後期に入ると，子ども同士の世界が広がり，友だちとの遊びの中でも，年齢に応じたより社会的な行動が求められるようになる。そのため，Bちゃんのように，社会性や言葉の発達が少し遅い子どもの場合，うまく集団に適応できなくて困ることが多くなる。しかし一方，公的な健診は（自治体によって例外はあるが）一般に3歳児健診が最後で，次の就学時健診まで，つまり3歳から6歳までの間は，健診の空白期間となっているのが現状である。筆者らの相談室で，乳児期と並んで，幼児期後期の問題についての相談が多いことの背景には，こうした現状があると推察される。事実Bちゃんの場合でも，保健所の乳幼児健診では大きな問題が指摘されなかったため，これまで公的な相談機関との関係を持ってきていなかった。そのため，母親はどこに相談したらよいかわからず，ずいぶん悩んだようである。Bちゃんの事例では，これまでの発達の経過と，相談室でのBちゃんの様子から，器質的な問題も疑われた。そこで，就学に向けて，療育の必要性も考慮し，地域の専門機関に相談することを勧めた。幼児期後期の子どもは，自律性，自発性を持った存在として，より広い社会的関係の中で行動するようになり，親子の関係性も変化する。器質的な問題を持つ子どもの集団の中での困難性も増大することが危惧される。

　平成12年から，学校教育における「特別支援教育」[注2)5)]も実施され，これまでは必要な理解や支援を受けることの少なかった「軽度発達障害」を持つ子どもたちも，それぞれの子どもに合った教育支援を受けることが可能となってきている。しかし，こうした困難性を持つ子どもに対する社会の理解は進んだとはいえ，まだ十分とはいえない。周囲の人々の誤解や非難の中で，つらい思いをしている子ども，親，家族も多い。周りとトラブルを繰り返す子どもを

抱え，社会の非難の視線を浴びて孤立した親が，子どもに対して，過度に厳しく接したり，あるいは反対に，まったくの放任となってしまうなど，不適切な養育（mal-treatment）に発展する危険性もある。乳幼児精神保健の専門家には，現実の目の前の子どもと家族を支え，社会の理解を求めていく責務があるといえよう。

親自身のこころに寄り添って

> 「子どものことで相談する時，私はいつでも『○○ちゃんのお母さん』なんです。病院の先生や看護師さんたちも親身になってくださるし，夫や親きょうだいも精一杯協力してくれています。だから，いつも，この子のために，母親の私が一番がんばらなければと思っています。でも，本当は私自身がとてもつらいんです。誰かに助けて欲しいんです……」

生まれたわが子に，病気や障害があった。親にとって，これほど大きな衝撃，悲しみはないだろう。これからどうなるのかという不安，子どもへの思いで，親は，精神的にも身体的にも大きく揺すぶられる[6]。しかし，多くの場合，親は，自分自身の悲しみや不安にしっかり向き合う時間を持つことを許されない。子どもの病気や障害がわかった直後から，病状や障害についての医師の説明を聞き，入院や手術について決定したり，今後の療育等を考えたりしなければならない。たとえ医療関係者が，親の感情に配慮しつつ丁寧に説明してくれたとしても，まだ混乱のさ中にいる親には，どれほど実感を持った事態の把握が可能であろうか。また，病院や療育施設での親は，常に「○○ちゃん」のお父さん，お母さんであり，がんばる子どもの強力な応援団であることが求められる。でも本当は，最も傷ついて，応援団が必要なのは親自身なのかもしれない。

子どもの病気や障害は，想像していた「元気な赤ちゃん」を失う喪失体験であると同時に，想像していた親としての「自己像」をも失うという二重の喪失体験である。人が深い喪失から立ち直っていくためには，いくつかの段階を経た長い時間が必要であるが[7]，病気や障害を持った子どもの親には，親役割が優先される結果，立ち直りのための時間が十分与えられているとはいえない。

Ｃちゃんは，生まれながらに手足に重篤な障害を持っていた。Ｃちゃんが誕生してからの７カ月間，両親は，あちこちの病院を訪ねて何人もの医師の説明

を聞き，専門書を読み，療育施設の意見も求めてきた。それでも，まだCちゃんの病状については良くわからないし，今は将来についての不安でいっぱいだという。そして何より，「悲しくてつらくてたまらない，夫や家族の応援もあり，皆に，Cのためにしっかりがんばっていこうと励まされるけれど，どうしてもがんばれない」と，母親は，涙を流しながら訴えた。毎日の育児も，母親にとっては，何か実感が持てず雲を踏んでいるように感じられているようだった。一方Cちゃんは，かわいい盛りの赤ちゃんで，よく笑い，元気に育っていた。そんなCちゃんのことも，母親にはよく見えていないように思われた。相談室では，まず母親の話をじっくりと聴き，母親が自分の中に閉じ込めている不安や悲しみの感情を表出するのを支えていった。その上で，母親が，母親としての自信を取り戻し，Cちゃんをしっかり抱きしめて，これからの治療や療育に向かえるよう援助していった。

　子どもが，友だちと遊ぶようになると，親同士の付き合いも深くなる。しかし，どの母親も，他人との付き合いが得意というわけではない。中には，他児の母親との交流が苦痛でたまらないという人もいる。子どものためと思ってがんばろうとするが，強いストレスを感じてイライラし，かえって子どもに当たってしまったりする。Dちゃんのお母さんも，そんな母親のひとりで，ママ付き合いが苦手である。なるべくなら遠慮したいと思ってきたが，そのせいか，最近，Dちゃんが他の友だちから避けられているような気がしてきた。やっぱり私がいけないんでしょうかとDちゃんの母親は，がっくり肩を落としてつぶやいた。子どもが皆違うように，親の個性もさまざまである。ひとりひとりの親自身に寄り添い支えていくことが求められている。

(3) 相談室の今後

　筆者らの相談室は，地域のかかりつけ医のクリニックにある。利用者にとって，家族が日頃から訪れているなじみのある場所での相談は，心理的にも近接感を持ちやすい環境と言えるだろう。また，休日の開室ということも，現代の家族にとって，利便性の高い条件と考える。事実，相談室を家族全員で訪れるケースもめずらしくない。相談で，家族全員がそろうと，父親と母親の間で，互いの不安や意見の齟齬についての新しい気づきがあったり，親子関係，夫婦関係，他のきょうだいとの関係を観察することができたりして，さらに深い介入が可能となることがある。相談者は，乳幼児精神保健の専門性の中で，コー

ディネーターや観察者としての役割を担い，子どもと家族を支援していく。「話せてよかった。これから家族で食事をして買い物してから帰ります」と笑顔で相談室を後にする家族を見送る時が，乳幼児精神保健臨床家のなによりの喜びである。

注1) 軽度発達障害：人間の初期の発達過程が何らかの原因により阻害され，認知，言語，社会性，運動などの機能の獲得が阻害された場合を「発達障害」とよぶ。障害の程度が軽く知的に遅れがない，一見普通と変わらない子どもたちを「軽度発達障害」とよぶ。高機能広汎障害（アスペルガー症候群・高機能自閉症），注意欠陥多動性障害（AD/HD），学習障害（LD）の3つが代表的なものである。

注2) 特別支援教育：2001年に省庁再編で文部科学省内の特殊教育課が特別支援教育課と改められた。この特別支援教育課は，盲・聾・養護学校および特殊学級における教育に加えて，LD児やADHD児等，通常の学級に在籍する特別な教育支援を必要とする児童生徒への対応も積極的に行うこととするという基本的機能をもつものである。

【引用文献】

1) 社会保障審議会医療部会：医療提供体制に関する意見. Retrieved September 11, 2007 http://www.mhlw.go.jp/shingi/2005/12/dl/s1208-3b.pdf#search.
2) 吉永陽一郎：育児不安. 渡辺久子，橋本洋子編：乳幼児精神保健の新しい風. pp.133-141, ミネルヴァ書房, 2001.
3) 川井尚, 庄司順一, 千賀悠子他：育児不安に関する基礎的検討. 日本総合愛育研究所紀要, 30; 27-39, 1994.
4) Yahoo! ヘルスケアー家庭の医学. Retrieved September 11, 2007 http://health.yahoo.co.jp/katei/
5) 麻生武, 浜田寿美男編：よくわかる臨床心理学. p.128, ミネルヴァ書房, 2005.
6) 橋本洋子：リスクをもつ家族へのケア. 渡辺久子，橋本洋子編：乳幼児精神保健の新しい風. pp.104-112, ミネルヴァ書房, 2001.
7) J, Bowlby: Attachment and Loss. Institute of Psycho-Analysis: London, 1969. (黒田実郎他訳：母子関係の理論 Ⅲ愛情喪失. 岩崎学術出版社, 1981.)

II 総合病院小児科外来における子育て支援

［平松真由美］

1. 医療機関の分化・連携の時代へ

　子どもが病気になった場合，あるいは健康診断を受けるために訪れる医療機関には，個人医院，地域の病院，小児専門病院（センター），大学病院などがある。良質な医療を効率的に提供するため，機能，特質に応じた施設の体系化を目的として，平成 4 年に医療法が改正され，特定機能病院が制度化された[1]。高度な医療を提供する医療機関を特定機能病院として，国立がんセンター，大学病院など 81 医療機関が承認されている（平成 18 年 7 月 1 日現在）[2]。これに対し，各家庭は，地域に「かかりつけ医」を持つことを推奨されている。風邪など，通常の病気では「かかりつけ医」を受診する。また，何か体調の異変を感じる場合も，まず「かかりつけ医」を受診し（プライマリ・ケア），より精密な検査，高度な治療が必要な場合に「特定機能病院」を受診することになる。

　このように，より良質な医療を利用者に提供できるよう，医療機関は分化と連携を推し進めている。これに伴い，小児科を受診する患者も，医療機関の種類により受診目的が異なり，必要とされる育児支援も異なってくる。

　まず，地域の医院・クリニックでは「かかりつけ医」としての役割があり，受診目的も

　①乳幼児健診
　②予防接種

③風邪，発熱などの日常的によく起こりうる病気
④何か異常を感じた時の第1次的受診

などが主である。これに対し，特定機能病院などの総合病院の小児科では，通常の風邪などの患者は少なく，

①地域医院，かかりつけ医からの紹介による受診
②高度医療を必要とする患者の継続受診，入院治療
③同病院での出生児，あるいは特別なニーズを持つ児の健診

などが行われることになる。
　総合病院での，このような受診患者および家族は，さまざまな不安や問題を抱えていることも多く，医療行為のみでなく，乳幼児精神保健の立場からの家族支援を行うことが非常に重要である。
　以下，それぞれの受診ケースにおける患者・家族のニーズとその対応を検討する。

2. 総合病院小児科における育児支援

(1) かかりつけ医，地域小児科医院から紹介されて

　子どもの，ちょっとした体調の悪さから，かかりつけ医や地域の病院を受診した患者は，多くの場合，その場で病気の原因がわかることを期待している。ところが，そのうちのいく人かに対し，医師から何か重大な病気の可能性が示唆され，かかりつけ医では精密検査ができず，高度医療設備の整った総合病院を紹介されることになる。こうしたケースでの母親は，わが子の病気に対する不安はとても大きく，冷静ではいられない。家に戻ると，関連するいろいろな本を読みあさり，インターネットでも検索する。「わが子の症状は，きっとこの病気に違いない。いや，そんなことはない」病気に対する不安はかかりつけ医を受診した時から，紹介された総合病院を訪れる時まで続いている。また，ある患者・家族は突然の子どもの体調異変で地域医院を受診し，そのまますぐに総合病院に搬送されてくる。患者本人も家族も，何がなんだかわからないまま，また，その日のきょうだいの面倒を誰に頼むかもコーディネートできない

まま，医療機関を移動する。医師や看護師の説明もよく聞き取れていないかもしれない。

　こうしたケースで総合病院に求められることの第一は当然，十分かつ的確な医療行為を行うことである。それとともに，養育者を精神的に支えることが重要である。以下，養育者の思いをわかりやすくするため事例形態で述べるが，プライバシー保護のため，事例には変更を加えている。

　ある産婦人科病院で赤ちゃんを出産したAさんは，幸せに満ち溢れていた。初めての赤ちゃんである。赤ちゃんはちょっとおとなしいけれど，かわいくてたまらない。夫もそばにいてくれる。自分の両親も夫の両親もみんな集まり，無事な出産を祝ってくれた。喜びの絶頂である。ところが出産の翌日，Aさんと夫は主治医に呼ばれた。赤ちゃんに心雑音が認められ，詳しく検査をすることになったという。出産した産婦人科病院から総合病院の小児科に転院し，心臓の精密な検査が行われた。そこで心臓に先天的な奇形が認められた。Aさんと夫は小児科医から赤ちゃんの心臓に奇形があることを医師から告げられた。医師はていねいに，病気の説明を両親に行ったが，その間，両親は何を話されているのかわからなかった。心臓の病気があるという，先生の言葉は聞こえていた。〈それはわが子のことなの？　えっ，どういうこと？〉先生の言葉は聞こえるけれど聞こえていなかった。医師は育児で気をつけなければいけないことを，いくつかあげた。しかし，両親はそれに対し，何一つ質問はできなかった。何を質問していいかさえ，わからなかった。頭の中は真っ白だった。

　母親は医師との面談を終えた後，泣き続けた。本当に自分の子どものことなのか？　何がなんだかわからなかった。〈自分が育てられるのか。今後どうやって育てていけばいいのか？　育つのか？　なんでこんなことに？　なんで自分だけ！〉夫も，妻の前では極力平静を装ったが，一人になってどうしていいのか途方にくれた。ふたりには時間が必要だった。

　このように，初めて病気を告げられた時，医師の説明さえも，はっきり覚えていないことも少なくない。これから先，どのようにして，わが子を育てていけばいいのか，どうしてわが子だけが，間違いではないのか……。ショック，否認，さまざまな思いが押し寄せてくる[3)][4)]。こうした思いを受け止める人が必要である。それは，夫であったり，祖父母であったり，きょうだいであったりするかもしれない。しかし，家族以外の専門家としての立場から継続して支えていく存在が重要である。医師，看護師等による適切な診療，病気の説明を

行うことに加え、乳幼児精神保健の専門家スタッフが両親・家族の不安、ショックに寄り添い、傾聴し、精神的に支え、医療スタッフと連携を取ることでサポートしていくことが重要である。

（2）長い闘病生活へ

　子どもが免疫不全，小児がん，心臓病，腎臓病，ぜんそくなど，慢性・難治性・進行性疾患の場合，小児科を受診する期間も長期に及ぶ。通院，入院を繰り返す中で，患者およびその家族はさまざまな問題を抱えることになる。

　まず，病気が発見され，治療が始まる。病気や症状により治療方法は異なるが，手術や治療のために何度か入院し，継続的に通院することになる。患者は通常の保育園，幼稚園，小学校などの通園，通学に支障が起き，友達との遊びも制限される。また，家族は，仕事，育児，家事をこなしながら，通院・入院の付き添いをしなければならず，患者のきょうだいのことも考えなくてはならない。入院には，多くの人の協力が必要である。両親はもとより，祖父母，きょうだい，友人が協力しあい，患者の入院を支えているが，親の疲労は大変なものである。体力的にも精神的にも疲れきる。

　Bちゃんは4歳，治療のため3度目の入院である。Bちゃんには，6歳のきょうだいがいる。母親は，毎朝，きょうだいを幼稚園に送り，送ったその足で病院に向かっている。午前9時を過ぎると，Bちゃんは，何度も小児科病棟入口近くにやってくる。「ママ，もうすぐ来るの。今日，新しいおもちゃ，もってきてくれるの」お母さんが電車を乗り継いで病院に到着できるのは10時過ぎだ。Bちゃんは待ち切れず，毎日9時過ぎから病室と病棟入口を行ったり来たりする。お母さんの姿を見つけられず，ちょっとうつむいて廊下を歩き，病室に戻る。ベッドの上に座り，ゲームを少ししては，また，入口へと向かう。同じ病室には，入院にお母さんが付き添っている子もいた。ちらっとそちらを見ては，またお母さんを探しに行った。

　やっと到着したお母さんを見つけると，満面の笑顔になった。お母さんもにっこりと笑う。「遅いよお！」「ごめんごめん，待った？」Bちゃんとお母さんは，持ってきたおもちゃを見て，話しながら病室に戻った。しばらくBちゃんとお母さんはおもちゃの使い方を一緒に話していたが，やり方がわかってくると，Bちゃんは同じ病室の子に声をかけ一緒に遊び始めた。「本当はBちゃんに付き添ってあげたいんだけれど……。きょうだいがいるので，できないんです。

幼稚園に行く時は，私が送っていくんですが，お迎えはおばあちゃんに頼んでいるんです。Bちゃんを一人で寝させるのはかわいそうでね。Bちゃんが夜,眠りについてから，家に帰ることにしているんです。きょうだいも，ずっとおばあちゃんにお願いしていて……。でもこうするしかなくって……」「おかあさん，大変ですね。Bちゃんのそばにいてあげたいですね。きょうだいともいてあげたいですね」「ええ，ええ！　Bちゃんも，きょうだいも，がまんしてくれていて……いい子たちで……もうすぐ退院できるといいんだけど」

　患児は入院時の治療に伴う苦痛，ストレスも高い。いつまで続くのか，どこで終わるのか，不安やストレスは苦痛とともに続く。また，入院が長期に及ぶと，友達と遊べないこと，勉強の遅れ，いろいろな経験の不足などの心配が出てくる。こうした患者への支援において，毎日接する看護師が果たす役割は大きいが，看護師は多忙な業務の中で，望むようなケアをしたくてもしきれないのが現状である。そこで，患者の医療行為の理解，苦痛の緩和のため，チャイルド・ライフ・スペシャリスト（CLS）が対応したり，ベッドやデイルームでの遊びの場に保育士や保育ボランティアを配置する病院も出てきたが，まだまだ十分とは言えない。

　退院した後も，定期的に通院することとなる。患者本人の日常生活での活動の制限，友達関係，病気への不安ストレス，家族の活動制限，ストレスなど，多くの問題を抱えている。

　Cちゃんは，月1度，外来に通院している。検査，診察，待ち時間を合わせると，2時間以上，待合室にいることになる。その間，ビデオやテレビを見たり，本を読んだり，携帯ゲームをして過ごしている。付き添っているお母さんは，本を持ってきて，横で読んでいる。「もう，ずっとだから，慣れましたけどねえ」「ずっとですか」「ええ，それはもう，Cちゃんが○○の時からですからねえ」お母さんは病気に気付いた時から，今までのことを，ゆっくり話し始めた。「お友だちとも，なかなか遊ばせられないんですよね。外遊びにもめったに行かせてあげられなくってねえ。弟の友だちもなかなか家に呼べないし，遊ぶ子がいなくなってしまってねえ……」お母さんは涙を流しながら，その当時の話を始めた。「Cちゃんも，弟もかわいそうでねえ……今はもう元気で遊べますけどね」「自分だけでは育てられないんですよねえ。今日も，きょうだいは，おばあちゃ

んのところなんですよ．夫も協力してくれるし，おじいちゃん，おばあちゃんもいるから，何とかやってるんですよねえ．みんな頑張ってくれてるから，愚痴も言っちゃ悪いしねえ」「ずっとねえ，こうして話を聞いてほしかったんですよ．ただ，聞いてくれるだけでいいんですよ．わかってもらえればね．わかってもらえればね」そう，何度も何度も言った．

　患者や家族の疲労，苦痛，ストレス，不安などは，治療の上でもマイナスであり，また家族的な問題も助長する．乳幼児精神保健の専門家が通院時に患者，家族の話を傾聴，共感，カウンセリングすることは，患者や家族が病気と向き合うことを支え，家族問題の改善の糸口を見出すのに重要である．そのためには，診察の待合室のみでなく，面談室などにおいて，十分な時間をとることが必要である．

（3）乳幼児健診に訪れて

　通常，母親は出産した病院の産婦人科で母親自身の1カ月健診を受ける．それと同時に出産した子の1カ月健診を行うことが多い．総合病院に産婦人科が併設されている場合，産婦人科で出産した人のほとんどが同病院の小児科で1カ月健診を受けることになる．また，他の産科医院から何らかの理由で総合病院の小児科を受診し，その後，継続した形で1カ月健診を行うこともある．

　1カ月健診では，児の身体計測，医師による診察を行うが，母親からは「母乳が出ない，ミルクの飲みが悪い，授乳の間隔が短い，なかなか寝てくれない，泣きが止まらない，便がなかなか出ない」などの心配事に対する質問が多い．心配事に対して，医師，助産師，看護師など専門職が指導，助言を行う．こうした問題の多くは一過性で，問題そのものは1回の相談で解決する場合がほとんどである．しかし，実はこうした心配事を抱える母親の中に，それ以上の問題が隠されていることも少なくない．つまり，子どもを育てることの不安，自信のなさ，育児ストレスなどを抱えており，社会から取り残されている感覚，自分のやりたいことを我慢しなければならないストレス，夫など家族との関係などの問題が潜んでいることもあるのである．近年の産後1カ月間の母子調査では，上記のような心配事，母親の疲労感，育児不安感，孤立感などが指摘されている[5]．健診の場で医療スタッフが母親の心配事に対し，じっくりと時間を取り，内在する問題に向き合うことが重要であると気づいていても，現状の体制では，なかなか困難である．乳幼児精神保健の専門スタッフが時間をかけ

て対応することにより，早期段階での育児不安に対する支援を行うことができるのである。

　Dちゃんは，お母さんと1カ月健診にやってきた。受付を済ませると，お母さんは待合室の椅子にDちゃんを抱いて腰掛けた。すると，Dちゃんは泣き始め，お母さんは立ち上がって揺らしたが，全く泣きやまない。それほど大きな声ではないが，お母さんは，赤ちゃんが泣くのがとても気になってしょうがない様子だ。「まだ，健診始まりませんか」おかあさんはいらいらして，受付と診察室のドアをかわるがわる見ていた。「おかあさん，大変ですよね」そう言って，筆者は近づいた。「この子，泣きだしたら，いつも止まらなくて，どうしたらいいかわからなくて……」そう言いながらお母さんは赤ちゃんを筆者に見せた。その時，赤ちゃんは少し泣き止んだ。「かわいいですね。じっとお母さんの顔を見てるんですね」お母さんは，ほっとした表情を浮かべた。「この子，生まれた時，ちょっと小さかったんです。母乳も一度にたくさん飲んでくれなくて，またすぐにお腹がすくみたいで，全然間隔があかないんです。ずっと母乳あげてる感じで」「ちょこちょこ起きては泣くし，なかなか泣きやまないし。私全然寝られないんです。主人の帰りも遅くて，私の母も仕事で忙しくて，来てもらえないし」出産してからの疲れ，子育ての不安が次から次へと言葉になって出てきた。「お母さん，大変ですね。なかなか寝られませんね」「そうなんです。……でも，最近やっと少しずつ夜寝てくれるようになって，3時間くらいですけど」「そうですか，まだまだ大変ですね」「ええ，でも体重は増えてきては，いるんです」「そうですか，よかったですね。お子さん，本当にかわいいでしょう？」「ええ，笑っているように見える時があって」少しずつ少しずつ，お母さんは子育てのプラス面を自分で見つけていった。

　出産後早期における育児支援は産科での看護師，助産師による指導，生後1カ月頃に地域保健師の自宅訪問指導がある。こうした指導に加え，総合病院における1カ月健診は，早期育児支援を行うもっとも適した機会と言える。現在，核家族化，少子化により，母親は子育て経験が少なく，その一方でメディアから過剰な情報を持つことで，こうしなければならない，でもできないというジレンマやストレスを抱えることが増えてきているのではないだろうか。育児ストレスを抱える母親の問題を早期健診時に発見し，支援を継続して行うことが必要である。

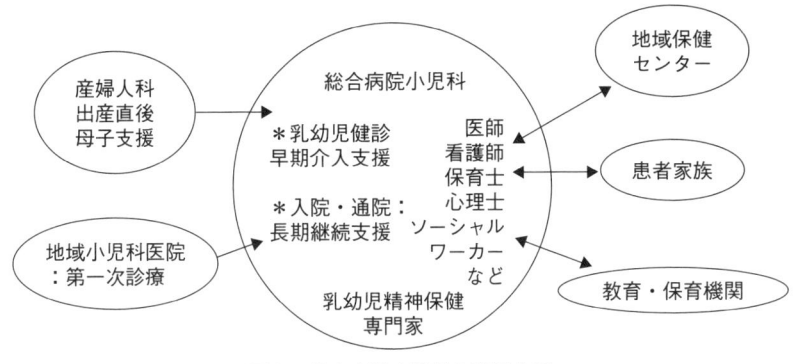

図1　総合病院小児科の育児支援

3．総合病院での育児支援のあり方

　総合病院小児科における育児支援は，図1のような医療スタッフ，他科，他機関との連携を十分に取りながら行っていくことが望まれる。一時的な支援ではなく，長期の継続した支援を行うことが重要である。総合病院は，患者や家族の長期的な育児支援が可能な場であり，医師，看護師等医療スタッフとともに，患者とその家族を支える支援が乳幼児精神保健の専門家に求められている。

【引用・参考文献】
1）厚生労働省編：平成19年度　厚生労働白書．Retrieved September 18, 2007　http://www.mhlw.go.jp/shingi/2006/07/dl/s0712-9d02.pdf
2）厚生労働省：第1回医療施設体系のあり方に関する検討会特定機能病院に関する資料．Retrieved July 12, 2007　http://www.mhlw.go.jp/shingi/2006/07/s0712-9.html
3）橋本洋子：リスクをもつ家族へのケア．渡辺久子，橋本洋子編：別冊発達23　乳幼児精神保健の新しい風．pp. 104-112，ミネルヴァ書房，2001．
4）野辺明子：障害をもつ子とその両親．渡辺久子，橋本洋子編：別冊発達23　乳幼児精神保健の新しい風．pp. 150-160，ミネルヴァ書房，2001．
5）島田三恵子，杉本充弘他：産後1カ月間の母子の心配事と子育てニーズおよび育児環境に関する全国調査——「健やか親子21」5年後の初経産婦別，職業の有無による比較検討．小児保健研究，65(6)；752-762，2006．

III センター型子育て支援のめざすもの

[川崎裕美]

はじめに

　乳幼児と家族が気楽に利用できる場の提供を中心として，地域ではセンター型子育て支援が行われるようになった。乳幼児と家族に対するセンター型子育て支援の必要性は，世の中に広く認識されたようである。しかしながら，支援者は，乳幼児と家族が，気楽に利用できる場で，楽しい時間を過ごすだけでよいのかと感じ，自分たちがしていることの効果を確認したいと思う時が必ず訪れる。

　子育て支援の目的は，乳幼児が安全で，安定した親子関係の中で発達，健康を促進することであり，家族の健康を促進することである。多くの家族が利用するセンター型子育て支援は，家庭訪問による個別の子育て支援とは，目的は同じでも，支援方法や乳幼児精神保健における役割が異なると考えられる。センター型子育て支援では，この目的のために，乳幼児と家族に対する目標をどこにおいて活動を行い，評価すればよいのであろうか。

　そこで，支援センターを継続利用している母親へのインタビューを通じて，センター型子育て支援において，支援者が具体的にどのようなことをすればよいのかを示し，センター型子育て支援の目標を明確にする。さらに，センター型子育て支援が乳幼児精神保健において果たす役割についても考察する。

1. 母親の「思い」と「母親友達」

「思い」を,『子育てを含めた日常生活の中で,顕在的または潜在的に母親が感じている希望や願い,不満や愚痴など,こころにいつもあること』とした。また,友達も中学の同級生や会社の同僚などの出産以前の友達とは区別するために,子どもを介して,センター内だけでなく,家庭に帰ってからも何らかの交流を持ち,うちとけた関係にある母親同士として「母親友達」と呼ぶことにした。

2. なぜセンターを利用するのか

(1) 子ども同士のつながりを求めて

a. 周りに子どもが少ない

子どもをつれて気軽に出かける範囲に子どもがいないことを母親は述べている。支援センターのあるA町の居住環境や,0〜14歳人口が1割程度であるという状況から,近所で一緒に遊ぶことのできる場所や子どもの数は少ないと考えられた。「ここに来なかったら,他のお母さんや子どもとの交流は無かったですね。家の近所は,簡単に歩いて行ける距離ではない」などの意見から,センターに来ることで,他の親子との交流を持つことができ,親子や子ども同士が楽しく,満足して遊ぶことができるという状況が示された。

b. 子どもを遊ばせる場所

「親子で来て,一緒に遊べる場所がほしい」と母親と子どもがともに楽しい場を求め,さらに,「センターで遊んで帰った後は,子どもがぐずらない」「センターに来ると,子どもが楽しんで遊んでいる」など,子どもがセンターでしっかりと遊ぶことは,日常生活上好ましいことと,継続利用する母親は認識していた。この母親はセンターを利用した後の子どもの変化に気づいている。自分のことに精一杯の母親は,子どもの変化に気づかないかもしれない。具体的に,「次回には,センターで,遊んだ後のお子様の変化を教えてくださいね。」と声をかける必要があるかもしれない。子どもの些細な変化を,母親が感じることは,子どもとの関係性を築く上で非常に重要である。また,支援者が確認した子どもの変化と母親の報告を比較することで,子どもを理解するための観察力をアセスメントすることができる。

c．他の親子との交流

「上の子の人見知りが治る」「子どもがいろいろな人と接することができるようにしたい」など，母親は，子どもの変化から，センターで家族以外の人と関わることの重要性を認識していた。

また，「結婚して，この町に来て，環境にも慣れず，知り合いもおらず，孤独になりやすい」と，センター以外では，つきあいが持ちにくいと母親は感じていた。子どもを地域全体の子どもとし，血縁・地縁から行われていた子育て支援が，都市では低下し，母親の孤立が進んでいることはよく知られている。しかし，血縁・地縁が比較的残っていると筆者たちが考えていた山間部の小さな町でも，その機能は低下していると考えられた。

（2）情報の交換を求めて

a．相談の場

近所との交流が少なくても，職員や保健師，自分以外の母親といった人たちとセンターで接することによって，子育てや興味のあることを相談できると，母親は話した。具体的には以下の通りである。「ミルクのことで悩んでいたけど，ここへ来て相談できた」「子育てや躾について，お母さん同士で相談できる」「子どもが，風邪を引いて鼻水を出していたけど，熱が無いので大丈夫だと思っていた時，保健師さんに相談して，小児科へ行ったら中耳炎になっていて，早く相談して良かったなって。ここへ来れば保健師さんとも病気の相談ができますよね」

センターは，母親にとって頼れる人がいる場である。順番待ちをしたり，予約したりしなくても，ちょっと質問できること，同じ母親同士から話を聞くことができるようにすることが大切である。また，話を聞くだけでなく，自分の子どもより小さな子どもを持つ母親の相談相手になることも，誇らしい体験かもしれない。母親が自分のことを語れるように，質問を向けるのもいいかもしれない。母親は自分の体験を十分表出できる場となる可能性を感じ，未解決の部分を話したくなるかもしれない。それは，支援者にとって，乳幼児と家族のことを知り，問題を発見できる大きなチャンスとなる。

b．情報収集の場

具体的な悩みはなくても，センターを利用することで，乳幼児の教育のための情報や町での生活に役立つ情報を得ることができると母親は述べていた。「乳

幼児対象の塾のこととか知ることができますよね」「ここへ来ると,『あのお店はどうなった』とか町の情報やミルクのことなんかでも子どもの情報が入って来る」など,地元の生活のための情報というところが重要である。子育て中だからといって,子どものための情報だけをいつも求めているわけではない。子育て中の母親も生活しているのである。また,「親子で集まる場所があるというのが,嬉しいし,楽しいですよね」と,センターの役割を母親の活動のためと捉え,楽しむ場所と位置付けてもいた。母親の生活者としてのニーズを満たし,母親にとって価値のある場とすることは,センターに母親を引きつけるためには重要なポイントである。

(3) 母親同士のネットワークを求めて
a. 孤独感解消の場
　大部分の母親たちは,夫の転勤のためにA町に住んでいた。多くの母親は,地域での母親同士のつながりがないと考えられた。「結婚してA町へ来て,友達ができるまでは孤独だったわ」「子どもができるまで,町内に友達がいなかったし,出来なかった。寂しかったよね」と,母親はA町の生活環境に慣れることや新しい人間関係を構築するまでに時間を要し,孤独を感じていた。これは,多くの町で起こっていることである。「ここの雰囲気に慣れるのに,時間がかかって,私のように入りにくそうにしていた人と,友達になって一緒に話すようになって慣れた」など,センターも彼女たちにとっては,利用当初は疎外感を感じやすく,センターの雰囲気に慣れ,センターの職員や利用者同士の人間関係を築くまでに時間を要していた。
　初めてセンター型サービスを利用した母親がセンターの雰囲気に早くなじめるように,支援する必要がある。具体的には,常連の利用者(参加者)のなかに一人で置き去りにしないことである。常連の利用者の輪のなかに初回利用者が入れない時には,支援者や運営者が常に付き添うか,初回利用者同士を紹介するかが必要である。もちろん,だれかと一緒にいることを嫌う母親がいることも否定できない。しかし,母親が多くの人と接することで,自分の気持ちに共感してくれる,気の合う人を見つける確率は高くなる。

b. 母親友達ができる
　第二子出産後も来所しているという母親の発言は,子どもを通して,子育てを支えてくれる母親友達の必要性を示している。「一番上の子の時から来てい

るよ。二番目三番目とセンターへ来て、こういう場でみんなに関われることで、一人じゃないという気がするよね」など、母親友達になるためのきっかけには、子どもの年齢が近い、出産時の状況が似ている、同じ病院で出産したなどがある。初回利用時には母親に、子どものことや自分のことをしっかり語ってもらい、母親友達の仲介役になるための情報を支援者は得るとよい。そして、個人情報は私たちが他の母親に話すことはしないで、紹介した母親同士がそれぞれ語ることができるように、私たちは雰囲気作りに努めたい。

ｃ．母親友達がいる

　センターで母親友達として交流し、子育て中の孤独感から開放されることは、母親の精神的安定につながる。母親の精神的安定は、子どもとの関係性を発達させるために重要と考えられる。「一番上の子どもの子育てがしんどかった。もう、どうしていいかわからなかったです。学生時代の友達は結婚していないから、子どものことを話してもわからないし、こっちも話しても仕方が無いと思って話さないしね」という意見もあった。また、「最初は友達がいないとはいっていきにくかった。友達に『行く？』って聞いて、行くという感じだった」と母親友達ができることによって、センターでの活動を本当に楽しめるようになる。

　母親の気持ちが安定することは、子どもへの配慮も十分に行えるようになることを期待させる。子どもとの相互作用にも気づくことができるかもしれない。他の母親が語る子どもとの交流の様子や方法を聞き、実際に見ることで、自分の子どもが要求を伝えていること、または、要求を表出しにくい子どもであることに気づくかもしれない。

（4）母親の憩いを求めて

ａ．ストレス解消できる場

　センターを利用する母親は、以下のように、家庭という閉塞した環境にいることが孤独感や育児不安感を募らせ、ストレスを増強することに気づいていた。「友達も無く一人で家に居ると、息が詰まる」「もし、ここに来ていなかったら、虐待かノイローゼになっていたかもしれない」「ここで、いろいろと話せるというのは、ストレス解消になりますよね」など、センターではストレスを解消し、家では得ることのできない憩いを求めている。また、祖父母と同居している母親は、自分だけが外出することには遠慮があると語った。例えば「ここは、

家族の手前があっても，気兼ねなく出かけられる」「家族（主に舅・姑）に，『子どもとここに来る』と言うと，家族も許してくれます。そうでないと，気を遣ってなかなか出かけられませんよね」など社会的に子どものためと公認された場所への外出は，祖父母の価値観からも認められやすい。

　日本の多くの母親は，子どものためにがんばる存在と他者からみられなくてはいけない，と思っている。インタビュー協力者たちが，「自分のため」という内容を語るにも時間を要した。センターの行事は，「母親が楽しい」ことも，「子どもが楽しい」ことも両方必要であるが，ちらしやポスターには，「子どものため」になる内容を記載すると母親は出かけやすくなる。

b．安心できる

　夫の転勤に伴い，周囲に親戚や知人もいない土地に住んでいる母親がA町には多い。「センターの先生，よく声を掛けてくれるね。心配してもらうのは，嬉しい」「子育て中は，とても頼りになる存在ですね」などこれらの母親は，センターの職員や保健師を子育てで困った時に相談にのり，母親を支えてくれる存在と考えていた。

　さらに，「ここでは，躾や病気のことも相談できるから，安心感がありますよね」とセンターで母親は安心感を得ていた。また，「ここへ来はじめて，人との輪が広がって，不安解消できたよね」などセンターという家庭以外の場で，家族以外の他者と関わることによって，育児不安の解決策を見出そうとしていた。

c．ゆとりがもてる

　「家に居ると，子どもと向き合うだけになるから，息が詰まる」「もし，センターがなかったら，虐待かノイローゼになっていたかもしれない」「ここに来るとボーッとできるし，ホッとできる」などセンターで，母親は一時でも子どもとの一対一の緊張から解放され，気持ちの中にゆとりを持つことができていた。

d．参加できる行事がある

　母親の生活は単調になりやすい。さらに，子どもを連れて母親だけが楽しめる行事には，子どもが騒いでも問題がないという条件が必要である。「同居している夫の両親は，農業で忙しいので二人の子どもを預けるのは大変」「こういう子どもの集まりがあったら，母親も出て行けるし，外に出て行かれるということがいい」「センターで，いろいろなこと（行事）をしてくれるので，満足だね」などセンターが主催する行事は，母子で気軽に参加でき，精神的負担

がないため満足につながると考えられた。子どもを預けて気兼ねをしながら，母親だけが外出したのでは，満足感は得られにくいと考えられた。

3．母親が感じる「今」

（1）子育てしている「今」は，成熟期である

子育ての「今」を，子育てを媒介として，人生を再考し，子育て後の人生を再構築するための成熟期として母親は捉えていた。「今は，子育て中でもあるし，両立は無理なので，将来の夢に備えて，そのための勉強や準備することを考えている」と述べていることから，子育ては，母親の人生の価値を更に付加する時期と捉えられた。また，「今しかできない時ですし，子育て中の今って，大切だと思う」「子育てしていて，今はストレスは無い」と述べ，子育てしている「今」を自分にとってプラスになるものと考え，人生を充実させる時期とも捉えていた。これはセンターで講師などの活動している母親であった。

（2）子育てしている「今」は，忍耐期である

「今」を，しんどいもの，自分を犠牲にしている時期と考えていた。「子育ては，楽しいことと大変なことのどちらが多いかと言ったら，大変なことの方が多いですよね」「子どもの手が離れたら，自分のために自分の時間は使いたいんです」と述べ子育て中は，自分の意に沿ったことができない，子ども中心の時期であると捉え，子育てはライフステージにおける「忍耐期」であるとした。

4．母親の考える「未来」

（1）準備型

「将来は，ピアノですね。ピアノの技術をもっと高めたいです」「趣味のパソコンが活かせる仕事に就きたい」「書道を教えることから，子どもに礼儀を教えていけたらいいなと思っている」というように自分の特技を活かした活動をしたいと述べた。また自分の夢だけではなく，社会事情も考慮に入れた趣味の充実や夢の実現も具体的に語った。例えば「天然酵母を使ったパンとかを売るお店を持ちたいんです」「環境のことや食育のことをもっとみんなに知ってもらいたいです」など，将来に対して，明確な目標や夢を持ち，子育て中も，何

らかの活動を将来に向けて継続している母親の姿がうかがえた。

(2) 模索型
　子育て後何かはしたいという「思い」を抱き，生き方を模索しようとしている。しかし，具体化されていないことがうかがえた母親達を「模索型」とした。例えば「経済面で必要なので。具体的なものはないですが，」「子育てがすべてで，自分の人生を終わりたくないですよね」など。

(3) 原状型
「取りあえず，子育てですかね」「もしかしたら，第三子を作るかもしれない。そうなったら，もう少し歳の差を空けたい。まだわかりません」「子どもの手が離れた頃には，高齢化が進んでいて，病気，寝たきりの世話をしなくてはいけなくなっているかもしれない」など，家族や家庭事情を優先する必要があると考えている母親や自分を中心とした夢や将来設計を持っていない母親は，センターを利用するという行動は起こしたが，考え方はセンター利用以前の状態であるととらえ原状型とした。

5．センター型子育て支援の目標

　母親が今を楽しみ，未来を語るためには，今しかできない親子関係を作るプロセスを楽しむこと，母親との関わりの中で生じる子どもの変化を今の楽しみとして認識することが必要である。したがって今を耐え，未来も考えられない母親には，センター型子育て支援は特に重要であるといえる。センターを気に入り，継続して利用しているにもかかわらず，親子の相互作用と子どもの発達を見つける楽しみを感じられない母親はいた。母親の関わりによる子どもの成長発達や行動の変化を共に観察し，共有する機会となることが，センター型子育て支援では必要である。
　センターを利用していない場合にはこのプロセスの楽しみや醍醐味に気づく機会が得られないでいるかもしれない。母親が親子のやりとりを楽しむことができるように，これらのことから，センター型子育て支援が個々の母親に対して目標とすることは，以下のように考えられた。

①母親が地域になじむことができる。

②母親が自分のことを語ることができる。
③母親が子どもとの間にやりとりがあることを学び，楽しむことができる。

6．乳幼児精神保健におけるセンター型子育て支援の役割

　センターに母親が継続的に訪れるためには，母親のニーズが満たされることが重要である。しかし，利用動機の（4）で述べた「母親の憩い」は，他の3つの目的とは異なっている。「自由に憩いを得てください」「くつろいでください」といって，満たされるニーズではない。「憩い」は，母親の主観がつくりだすものである。

　子どもが一番でなくてはならないという社会規範から，母親は「子ども同士のつながり」のためにセンターに来る。母親は子どもが遊びに夢中になっている時，「情報の交換」をセンターで行い，「母親同士のネットワーク」へと発展していく。母親友達ができ，センターが居場所となったとき，母親は「憩い」を感じ，センターが「憩い」の場になるのである。母親の主観によって「憩い」の場が生じるのである。母親が集まり，おしゃべりをする場の提供だけで，「憩い」を得ることはできない。

　母親が「憩い」を感じることは，自分のことを包み込まれている安心を感じることであり，母親が自分のことを語るには重要な環境である。母親が十分に語り，受け入れられたと感じることは，センターが母親からの信頼を得たことでもある。つまり，乳幼児精神保健におけるセンター型子育て支援の役割は，親子，家族に対するヘルスプロモーション的，予防的役割である。これまで以上に親子関係を楽しめるように，また，成長発達に伴う新たな問題の発生を予防する役割である。

　センター型子育て支援が，乳幼児精神保健において重要役割を果たすためには，支援者がこの役割を強く意識しながら活動を行うことが重要である。

Ⅳ 地域で子育てをしている母親の思い

[三国久美]

1．ありのままの母親を受入れること

　筆者は，乳幼児の母親が日々どのようなことを思いながら子育てしているのかを知るために，家庭訪問による母親のインタビューを行った。インタビューに承諾してくれた母親なので当然かもしれないが，見ず知らずの筆者に多くの母親が子育ての楽しさや大変さを率直に語ってくれた。筆者自身が保健師として働いていた頃，子育て中の母親を支援する立場でたくさんの母親に出会ったけれども，きちんと母親の本音に耳を傾けることができただろうか，あるいは本音を語ってもらえる関係を築けただろうか。保健師として子どもの発達や健康の促進を優先し，こうするべきだと理想の育児を押しつけた結果，母親は本音を言い出せなかったのではないだろうか，筆者は母親の模範的な返答を引き出して満足していなかっただろうか。振り返ると確信が持てない。「相手の立場に立つ」という援助の基本を頭で理解していても，実行するのは難しい。
　『乳幼児精神保健ケースブック』[1]を読み，どんな状況でも一貫して母と子を「抱えること（holding）」を援助の基盤にしている乳幼児精神保健（Infant Mental Health: IMH）の実践家の支援に感銘を受けた。この本[1]に登場する母親は，IMH実践家にありのままの自分の姿を隠すことなくみせていた。また，IMH実践家はどんな状況下でも母親を批判することなく，ただそばにいて母と子，そして家族を包み込んでいた。
　人のこころや態度は，援助者が建前を押しつけても動かない。まず，ありの

ままの母親を受け入れ，母親の本音が出せる関係を築けなければより良い援助につながらないであろう。

2．母親によって違う子育てへの思い

　ここでは，筆者が実施したインタビューの中で2人の母親が語った子育てをめぐる思いを紹介したい。紹介するのは，育児ストレスの程度がきわめて低かったAさんと，反対に高かったBさんである。育児ストレスの程度は，インタビュー実施前に育児ストレスを査定する尺度である日本版 Parenting Stress Index [2] を用いて測定した。なお，プライバシー保護のため，母親の語りの内容には，意味を損なわない範囲で一部改変を加えた。

（1）育児ストレスが少ないAさんの思い

　Aさんは現在37歳で，夫，1歳6カ月の女の子と3人で暮らしている。まず，Aさんは以下のように語った。

　「私は結婚するつもりもなく，独身時代は子どもが嫌いだったんですよ。汚いし，うるさいし。仕事が生き甲斐で，実家で暮らしていて，まさにパラサイトシングルみたいで，自分が稼いだお給料を好きなように使っていたんです。仕事して，遊んで，旅行に行って，好きなものを買って，好き勝手なことをやっていたんですよね。で，職場で主人と出会って，……あの，年下なんですよ。9つも違うんです。弟みたいな感じで遊んでて，何か知らないけど結婚になっちゃったんです。で，結婚したら子どもができて，産みたくなっちゃったんですよね，ふふっ。」

　Aさんは，夫と知り合うまでは思ってもいなかった結婚と出産を振り返り，それは自然の流れだったと語った。

　「赤ちゃんなんて壊れそうにちっちゃくて，ぐにゃぐにゃしていてこわくて触れなかったんです。でも，いざ自分が妊娠したら，どんな子だろう，会ってみたいって。早く産まれないかなって。主人が育児雑誌を買ってきて，一生懸命読むんですよ。ふふっ。私はそんなの買わないんですけどね。『胎児ちゃんと遊ぶ』みたいな特集が載っていてお腹をとんとんってたたいたら，最初は反応しなかったんですけど，そのうちぽんぽんってたたいたら，中からぽんぽんって。主人と『こりゃすごいや』って。楽しかったですね。」

Aさんは，妊娠中から夫とともにわが子とのコミュニケーションを楽しみ，子どもの誕生を待ち望んでいた。
「帝王切開で産まれて，1カ月くらいは夜中に泣いて起こされておっぱいあげたり，おむつ取り替えたり，せわしなくて睡眠時間なんかなくて大変だったけど，どんどん成長して行くじゃないですか。寝返りしたかと思ったら，はいはいしたり，つかまって立ったり，そういうのを見てると楽しくて。だいぶん人間らしくなってきたなーって。」
　Aさんにとって，わが子の成長の喜びは出産後1カ月の育児の大変さに勝るものであった。子どもが嫌いだったAさんがなぜこんなに変わったのか尋ねてみた。
「うん，一番は主人かな。この人の子を産みたいって。両親も，私が子どもを産むなんて思ってもいなかったから，びっくりしてましたね。いまだに父には『おまえは親孝行した』って言われます。母は『あんたが結婚して子どもを産んだだけで父さんが涙流して喜ぶなんて。ふつうのことなのにね』って笑ってます。私の主人は，目の中に入れても痛くないって言うんですか，『もうこの子は絶対嫁にはやらない』って。」
　夫への愛情がAさんの変化をもたらしたようだった。また，Aさんだけでなく，Aさんの家族が皆，子どもの誕生を喜び，そのことがAさん自身の自己価値を高め，わが子への肯定的な気持ちを促進していた。Aさんの子どもは現在1歳を過ぎ，活動範囲が広がり目が離せない時期にある。育児に負担を感じることはないのか尋ねた。
「子どもの立場になって考えてみたら，まだこれくらいの年齢って何が良いとか悪いとか，危ないとか危なくないとか，わからないんじゃないかな。だからやけどとか，怪我とか親が防げる事故には気をつけているけれど，あれダメとかこれダメとかは言わない。自由にさせてます。この人は今，何でも出して遊ぶので，私が家の中を片づけてもあっという間にぐちゃぐちゃだけど，それはそれでね，これが私の仕事ねって思います。この人は散らかす係，私は片づける係って。まあ保母さんみたいな，お世話係みたいな感じですね。」
　Aさんは，散らかすわが子を受け入れ，自分はお世話係に徹している。また，インタビューした多くの母親がわが子を「うちの子」と呼び，なかには「これ」と呼ぶ母親もいるが，Aさんは「この人」と呼んでいたことも興味深い。わが子をどんなふうに育てたいのかと尋ねたときの以下のような返答に，「この人」

と呼ぶAさんの気持ちが反映していた。
「そうね，とにかく健康第一。あとは，何だろう，自分と一心同体って思わない。自分が産んだ子どもだけど，この人だけの世界があるから。親がこんなふうにしたいって思っても，ならないのが子どもだから。私もそうだったし。最初っから自分の思い通りにはならないもんだって，そう思っているからねえ。だって，わかんないでしょ，先のことは。子どもと二人で先のことを探していく感じ，ですよね。」
　この語りから，Aさんはまだ小さくて世話が必要な存在であっても子どもを一人の人間として認め，過度に期待を抱かず尊重していることがわかる。それが「この人」という子どもの呼称に表現されている。ところで，今は専業主婦だが，それまで仕事が好きでキャリアを築いてきたAさんに仕事への未練はないのだろうか。
「『働きたくないの？』ってたまに聞かれるんだけど，まあ仕事が楽しくて，やりがいがあって，やってたんだけど，今はこっちのほうがすごく楽しいし，どれも初めての体験だからつらいとか苦しいとか思わないですね。もう仕事も遊びもやり尽くしたから，今，子どものために犠牲になっているとか，そういう感じはないですね。」
　さらに続けてAさんは，変化した自分について以下のように話した。
「結婚して，子どもを産んでから，両親や家族や周りから『あんたは変わった』って，言われるんです。私は気づいてないんだけど，すごく変わったって。『何か優しくなったよね』って。おおらかになったって。働いていた時は自分にも厳しかったけど，人に厳しかった。今は何だろう，力が抜けた感じ，ですかねー。だってね，こんな散らかった家に上がってもらうなんて，以前だったら考えられないことですよ。私ったら力，抜きすぎですかねー，ふっ。何か，無理しない。無理すると後で倍になって返ってくるから。主人もね，私に期待してないって言うか，今は仕方がないよねって納得してる。料理をきちんと作れとか，片づけろとか掃除しろとか全然言わないですよね。」
　このようなAさんの話を聞き，Aさんの育児ストレスの低さには，夫をはじめとした家族との良い関係性が基盤にあると思われた。さらに，Aさんが子どもの個性を尊重し，過剰に期待しないこと，自分自身も現在の子育て中心の生活を能動的に受け入れ，無理せず自然体で暮らしていること，夫婦の価値観が一致していることが関係していると考えられた。

（2）育児ストレスの高いBさんの思い

　Aさんのように育児を楽しむ母親だけでなく，24時間子どもと一緒に暮らす負担感を語る母親もいた。
　36歳で専業主婦のBさんは，夫，1歳10カ月の男の子と3人家族で初めての育児であることなど，Aさんと共通点を持っているのだが，育児ストレスが高い。Bさんは，子育てについて以下のように語った。

「子育ては，やっぱり若いうちが良いと思います。まず，産まれたら，もうほとんど睡眠はとれないですよね。噂で大変だとは聞いてたけれど，夜中に何度も何度も起きるとは思わなかったですからね。生後2カ月くらいそれで大変でした。でも，その後も常になんだかもう自分の時間すべてを取られている感じがあって。家事とかやらなきゃならないことも一つ一つ思うように事が運ばなくて。1歳過ぎて大きくなったらなったで，散らかしたり，抱っこをせがんだり，いちいち対応してたら大変です。うちの子は食べることが好きなんだけど，野菜だけは食べないし，もうお菓子の味を覚えてしまって一日中あれをくれ，これをくれって。あげないとごねるし，それに付き合っているだけで1日が終わるって感じです。決まった時間に出かける用事があるときは，なおさらストレスになりますよ。子どもはぐずぐず，自分はイライラ，タイムリミットがあるので私もパニックになって，精神的にも肉体的にもぐったりです。」

　Bさんは，若くない自分が心身に負担を感じながら子育てしている状況を語った。また，Bさんが語ったような自分のペースで進まない状況や自分のための時間が取れない状況は，筆者がインタビューした他の母親からも聞かれ，子育て中の多くの母親が感じているストレスフルな状況であろう。
　子どもがぐずったときにどうしているのか，Bさんに尋ねた。
「そんなときは，まずは手を止めて抱きしめてあげてって，雑誌には書いてありますよね。保健師さんに言われたこともあります。こころの隅ではそうしなきゃいけないんだとか思いながらも，実際になるとね，うちにはお手伝いさんもいないし，あんたの相手ばっかりしてられないの！って。泣いても何でも出かけるときは無理矢理連れて行ったり，お菓子を与えて落ち着かせたり。いけないんですけどね。そうでないときは，ほったらかしておいたり。なおさらぐずりますけどね。……もう少し若い自分だったら，もっとてきぱき対応できたかなって思うんですよ。でも今の私は，そんなことでてんやわんやで疲れ切ってしまって。」

Bさんは，良くないと思いつつ好きな物を与えて子どもの機嫌を取ったり，時には子どもを放置している。それらがいずれも効果的な対応ではないと思い，自分を責めている。「こうすべき」という建前と「そうは言ってもできない」という本音が共存しているために，ジレンマが生じているようである。うまくいかない原因は自分の年齢のせいと考えている。Bさんは，毎日どのように過ごしているのか尋ねた。
「家で2人でいてもちゃんと遊ばせることもできないし，ストレスなので，出かけちゃうんですよね。出かけるのも大変なんですけど，外に出ると割と子どもが落ち着くので。公園に連れて行ったり，あと，子ども教室にも行ってます。でもね，この子はじっとしてないし，他の子とは何か違うことをやってるんですよね。みんなに迷惑かけるくらい，ちょろちょろしたり，捕まえると泣いたりわめいたりして。比べちゃいけないんですけど，これほど言うことを聞かない子ってどうなんだろうって。他の子と比べると聞き分けがなさ過ぎるし。人に迷惑かけるぐらい騒ぐし，恥ずかしいですもん。それにまだ宇宙語しか話さないし，色も言えないし，ちょっと心配なんですよね。」
　Bさんは，子どもと2人で家にいるストレスから逃れ，同じくらいの年齢の子どもと遊ばせることができるというメリットを考えて子ども教室に参加した。しかし，「比べてはいけない」と思いつつも他の子とわが子を比較し，その結果，不安が生じていた。Bさんにとって，子ども教室はストレス解消の場にはならず，わが子の心配な面を顕在化させる場となっていた。
「妊娠中，つわりがひどくて落ち込んでて，この子がこんなふうなのも，私のせいかなって。胎教しなきゃっていろいろ思ってたけど，音楽を聴く気がしなかったし。つわりが治まったら体重が増え過ぎちゃって，体が重くてしんどくて。出産も難産で。やっぱり年齢のせいみたいで。」
　Bさんは，子育てがうまくいかないのは若くはない自分のせいだと責めていた。Bさんの子どもは，まだ1歳10カ月になったばかりであり，言語発達が遅れていると断定するには至らない。筆者が訪問したときは，笑顔でおもちゃや絵本を持って筆者に見せに来たり，私たちが話しているときにはじっと大好きなビデオを観ており，気になる様子はなかった。筆者のインタビューの目的は，母親が自分を責めたり子どもの欠点を探し，つらい気持ちになることではない。Bさんの育児に対する肯定的な気持ちを聞きたいと思い，わが子の良いところは何か尋ねた。

「えっ，どういうところだろう……。」

　Ｂさんは，言葉に詰まり，即答できなかった。しばらく考え，以下のように話した。
「元気なところ，健康なところはまず一番良いですね。体の弱いお子さんの話を聴くと，ほんとうに有り難いです。よく食べるし，でもね，ちょっと太り過ぎなんですけど。」

　Ｂさんの子どもは基準値から逸脱した肥満でもないし，この時期の食事制限は成長を阻害する。最近受けた健診で「太りすぎ」と指摘されたわけでもない。Ｂさんはどうしても子どもの欠点に目を向けてしまう。このあたりで私はＢさんの語りには「でもね」という現状を否定する発言が多いことに気づいた。Ｂさんは，子どもの現状や自分の子育てを肯定できていないのだろうか。Ｂさんは，どのような子どもの理想像を描いているのだろうか。前述したＡさんと同様，Ｂさんにわが子をどんな風に育てたいのか尋ねた。
「うーん，誰とでも遊べて，意地悪じゃない子になってほしいかな。どんな子にしたいか，困ったねー。ふふ。人に迷惑をかけなきゃ良いな，泣き虫が直ればいいな，とか。もう，親の方針もしっかりしていないから，なんかグラグラ，グラグラしちゃうんですよね。」

　Ｂさんの子育てに向かう気持ちは不安定で，自信が持てず，苦しんでいるように思えた。私は，Ｂさんが他の母親よりも育児ストレスが高いレベルにあった原因の一つには，子どもや自分自身，あるいは子育てそのものに対する自分の理想の揺らぎや現実とのギャップがあるのではないかと考えた。
「私は，もともと子どもは苦手だったんです。でも，自分の子どもが産まれたら，ちょっとは変わったんですけどね。でもね，子ども教室とか行って，うちの子が先生のところに走り寄って甘えてるのを見てると，ちょっと，複雑ですね。わたしの接し方に問題があるのかなって。」

　いつも一緒にいる子どもが自分から離れてくれて楽だと喜ぶ母親もいそうなものだが，Ｂさんは，子どもが他者に寄っていく行為を，自分の子育ての問題だと受け止めている。Ｂさんはマイナス思考に偏っているのではないか。話を進めていくうちに，Ｂさんは今，気になっていることを語った。
「こんな話しても良いのかな。はずれちゃうかも知れないけど，近所に教育熱心なお母さん，いっぱいいるんですね。何カ所も教室を見に行って，英語だの，音楽だの，英才教育だの，いろいろ調べてて，情報をたくさん集めてるし，実際に通わせ

ているんですよ。私はそんなのに洗脳されないわって思って冷静に見てたつもりだったんですけど。でもね，そういうお母さんの子って，パズルとかすごい早さでできちゃうんですよ。やっぱり自分が子どもだったときのことを考えても，勉強ができる子どものお母さんって教育熱心だったから，このままじゃ，私のコピーができちゃうなってちょっとこころが揺れますよね。冷静に見ているつもりだけど，ついでき
る子と比べちゃって，この子やっぱり私に似て頭悪いわとか，何か習わせた方が良いのかとか，ちょっと焦りますよね。」

　Bさんは，「意地悪」でなく「人に迷惑をかけない」子どもに育てたいと語っていたが，本音ではわが子に「頭の良い子」あるいは「できる子」になってほしいのではないか。そして，自尊感情が低く，わが子が自分のコピーになることを危惧している。Bさんは，早期教育が何とかしてくれるのではないかと，「こころが揺れて」いる。まずBさんにとって自分自身を肯定することが子どもや子育ての肯定につながり，ストレスを減らすことにつながるのではないか。前述したAさんは，自分も他者も肯定的にとらえ，安定感のある良い相互作用が生じていたのに対し，Bさんの子育ては，悪循環に陥っているようである。

3．母親の心情に配慮し，多様な考え方や価値観を踏まえて受容的に支援すること

　一見，同じような環境で子育てしているようにみえる母親であっても，その内面にある思いはさまざまである。前述したAさんとBさんは，いずれも初めての育児にとまどいや負担感，子どもの成長への喜びなどさまざまな感情を意識しつつ，母親としての役割を果たしていた。また，2人とも出産前は子どもが嫌いだったが，親となり，自己の良い変化を感じていた。さらに子育てをする中で，自身の価値観に基づき理想の子育てや子ども像を意識していた。母親が何に価値を置くかは多様であり，自分自身の人生の過程の中で培われた価値観が反映するため，援助者には母親の思いを汲み取る努力が必要であろう。また，Bさんのような自分が抱く理想と現実の不一致は，育児ストレスの高さにつながり，子どもとの相互作用に悪影響を及ぼす。このような場合には母親の努力を認めつつも，母親が現状を肯定し，安定した気持ちで育児に向かえる援助が必要だろう。

　どの母親もわが子を大切に思い，自分なりに考え，子育てをしていた。乳幼

児期の子育ては，結果の見えない作業である。母親の思いを受容し，母親と共に子どもの健やかな発達をサポートする援助が望まれた。

【引用文献】
1) J.J, Shirilla. & Deborah, J. Weatherston. (Eds.): Case Studies in Infant Mental Health: Risk, Resiliency, and Relationship. ZERO TO THREE: Washington DC, 2002.（廣瀬たい子監訳：乳幼児精神保健ケースブック．金剛出版，2007.）
2) 兼松百合子他：PSI 育児ストレスインデックス手引．雇用問題研究会，2006.

V 重症心身障害児を看ながらの子育てと，母親自身の闘病生活を支えて

[村瀬喜美子]

はじまり

　Tくんは，2歳6カ月の男児，父親の年齢は30歳代前半，母親は20歳代後半で，弟は生後8カ月だった。障害者手帳の手引きを見て訪問看護の希望が出されてきた。

　妊娠中は特に異常なく経過し，出産も問題なく普通に退院して，その後の経過も順調であった。発達としては，座位やはいはいもするようになり，つかまり立ちまでできるようになった。独歩はまだであったが，離乳食も完了して，良く食べていた。1歳3カ月に肺炎での入院既往があった。1歳5カ月頃より頭位が大きくなり，1歳6カ月の時に髄膜炎の疑いで入院し，CT検査の結果，脳腫瘍と診断された。即，手術可能な病院へ転院して，1歳7カ月に脳腫瘍摘出術が実施された。術後の経過が思わしくなく，シャントの入れ換えや，感染，硬膜下血腫など，数回にわたる手術を繰り返してきた。2歳で退院するが，2歳6カ月にシャントトラブルで意識不明となり1週間の入院を経て，退院したばかりである。

1. 病院外来での面接

　訪問看護を開始するにあたって，医療的ケアも多く，病状や看護の留意点を知る必要もあり，主治医連絡のために病院を訪れた。その日は，Tくんの受診

日に当たり，外来で，初めて母子に会った。診察の順番待ちの間に外来の廊下で短時間のあいさつを交わした。

2．主治医連絡

1歳7カ月に脳腫瘍摘出術が実施されたが，腫瘍は，視床下部まで達していて危険なために一部摘出不可能であった。二次的に水頭症を発症していて，脳室拡大と硬膜下水腫があり，その管理のために手術を繰り返している。退院後，シャントトラブルで再入院したが，脳圧のバランスがとれて退院となった。

予後として，腫瘍部の増大は，今止まっているが，浸潤していくタイプで，良性だが悪性に移行することがある。腫瘍が大きくなると，脳幹部を圧迫していく可能性があり，進行は緩慢である。生存の可能性として一般的に5年位ではないかと言われている。子どもの場合，残存している脳細胞が再生していくが，Tくんでは再生能力が弱いと考えられる。しかし，徐々にではあるが，手足のばたつきや，泣く等の動きや反応が見られてきている。

医療的ケアとして，シャント1本挿入，吸引器使用，抗けいれん剤・去痰剤服用あり，食事は鼻腔経管栄養法でフォローアップミルクを用いている。受診は2週間に1回，診療及びリハビリを実施する。訪問看護での留意点として，シャントトラブルによる意識障害，呼吸停止に注意が必要である。誤飲，肺炎，発熱，喘鳴等に注意して，一般状態を観察するようにと主治医より指示書を受けた。

親の受け止め方は，父親は，予後を含めてすべて理解しているが，母親は，状況は理解しているがいずれ治るだろうと思っている感じであり，積極的に訓練や刺激を与える努力をしていると，主治医は判断していた。

3．初回家庭訪問

保健師による状況把握と，家族の希望の確認，支援の調整のための家庭訪問をした。

主治医と在宅についての話し合いがあったことを知っているので，いきなり，「主治医の先生は，何と言っていましたか？」と聞いてきた。本児の病状，予後について，とても心配し，聞きたいという感じであった。医師はいつもあまり詳しく言ってくれないと，心配そうでもあった。

Tくんは，ズボンの中に左手を挟むようにしてふとん上で横になっていた。右手はほとんど動かせないが，左手が良く動き，鼻腔カテーテルを抜いてしまうので，ズボンにはさむことにしたと，母親は話した。しかし，子どもの自由な動きが抑えられているように感じられた。鼻腔カテーテルを抜去してしまい，緊急で，チューブを挿入するため病院へ行ったこともあると言って，抱く時にも，同じ理由で，左手を押さえるようにしていた。手術後からは，首のすわりが無くなり，寝返りも座位も不可能で，寝たきり状態，シャント1本使用，経管栄養で，四肢の筋力低下，右半身知覚障害があり，日常生活には全面的に介助が必要であった。

　母親の訪問看護への希望としては，「経口的に食事を食べさせたいので，その指導をして欲しい。」「リハビリを家でしたいので，看護師に来て欲しい。」であった。

　弟の発育は，今まで問題なく，父親が勤務先に近い保育園へ送って行き，その近くに住む父方の祖父母が迎えて夕方から帰宅まで世話をしていた。母親としては，父や祖父母になついてしまっていると，寂しそうに話す。子どもを取られてしまったような気持ちになるが，Tくんがいるから，ほとんど看てあげられないと気にしていた。

4．定期訪問看護の開始

　定期の訪問看護を開始するが，週1回の家庭訪問で，目標は，母親への精神的支援，子どもとの遊びを通しての療育支援であった。

　コミュニケーションをとれるようになるため，まず子どもに慣れることから開始した。抱っこする，音楽を聞かせる，爪切り，遊び，おやつの介助，オムツ交換，散歩等を通して働きかけていった。また，吸引などの医療的ケアも，いつも母親が実施している方法を確認しそのやり方を母親から教わり，Tくんにとって急な変化となって，緊張を起こしたり，過度な刺激になったりしないようにこころがけた。障害のある子どもでは，慣れない者が対応すると，緊張やけいれんを起こしやすいので注意深く配慮して，関わりを開始した。

　経管栄養による注入時には喘鳴(ぜいめい)がひどくなった。経口的な食事に関しては，主治医から無理をしないように言われていたが，母親の希望により，食べ物が気道に入ると肺炎になる可能性もあるため注意して少しずつ食べさせた。食事

に関しての口唇やその周辺のリハビリも行った。

　シャントに留意して一般状態を観察した。顔色やバイタルサインのチェック，元気があるかどうか，緊張の有無，意識状態などを観察して，看護ケアを実施した。

　散歩に出ると，近くを走っている電車を喜び，線路際で，しばらくみていることになった。音のする方向を見て，気に入ると止まるように言葉ではないが，声と態度で要求した。家の修理や，大工の音にも興味を示した。視力は低いとのことだが，音には敏感な様子だ。

5．地域との連携

　居住地域の担当保健師との連絡会を開催して，今後の業務分担，方針を決め，母親の希望にどのように対処するか話し合った。

　母親は，すでに保健所と連絡をとり，退院後の生活についての支援を求めていた。訪問看護の他に，Tくんの歯の検診等も相談していた。歯科医師が往診して虫歯はないが歯石を取るように言われていた。

　地域の障害児施設に通園できるので，Tくんの緊張が強いためリハビリをして身体の緊張をほぐしていくことを考えて，母子に施設見学をしてもらい通園を進めることにした。歯科の診察も通園施設で頼めるので，歯石も定期的に取ってもらうこととなった。

　家族は，引越の予定であった。祖父母の支援を受けるため，その近くに転居を考えていた。転居先の担当保健師への連絡を母親の許可を取って実施した。今までの状況や，継続事項や母親の希望することを引き継ぐことにした。

　転居後は，引き継いだ地区担当の保健師が，定期訪問看護や，訪問健康診査の時に同席して，連携をとった。

6．精神的な支援として

　母親の気持ちに沿うように，母親がやってあげたいということを一緒にしていくようにこころがけた。鼻チューブを抜いてしまうと気にしながら寝かせたり，抱いたりしていたが，通園施設の指導もあり，抜いてしまっても母親が挿入できるようにしておけば，神経質にならなくてすむし，子どもの活動を制限

しなくてよいことから，母親が医師より鼻チューブの挿入の指導を受け実施訓練を行った。家庭での鼻チューブ挿入に関しては，訪問看護師が，アドバイスや確認をした。

　食事については，経管栄養だけでなく，実際に経口で与えたい気持が特に強かった。それは，病気になる前は自分で食べていたことによるが，はじめは，口唇刺激を与えることから開始した。通園施設での摂食指導と栄養指導を受けて，半年後には，1日に2回は経口で食事をとり，足りない分をミルクで補うようになった。訪問看護中も，時間をかけて，訓練をかねながら食事を与えてきた。中途障害のため，練習により，食事機能が回復するのではないかとの母親の気持ちは強いので，それに沿って支援するが，Tくんに無理の無いように見ていくことも必要であった。また，通学のためには，経口で食事ができることが必要になり，経管栄養注入では，訪問学級の可能性が高くなるため，入学前に経口食の訓練をする障害児が多いが，Tくんにも同じことが言えた。

　母親は，転居してから，祖父母の世話になることが気持ちの上で重荷と感じていたが，実際には，本児の世話を一生懸命すればするほど，弟の面倒は見られなくなっていた。病状の確認と術後の検診のための受診が1〜2週に1回，通園が週1回，歯の検診やリハビリがあり，弟を連れての移動は不可能で，どこへも行くことはできないことは解っていても，不安定な母親の精神状況が感じられた。そんな不満に関しては，看護師と話すことで落ち着いているようであった。

　弟が麻疹にかかった時には，Tくんに麻疹をうつさないようにするために，弟は祖父母宅に泊まることになったが，祖父母から「Tくんの方の面倒は見られない」と言われ，弟を連れて行った。母親としては，麻疹の弟を看病したい気持があった。Tくんの世話はたいへんで，他の人に母親と同じようにできない事はわかっていても，弟を母親から離して行かせたことが，母親としての気持ちではつらかったと語っていた。宿泊は1週間以上になり，「子どもが自分の顔を忘れてしまうかもしれないと思うと不安だった」と，話していた。祖父母に感謝しながらも，嫁の立場の辛さや子を思う親の気持ちが複雑に絡んでいた。しかし，治癒して帰ってきた子どもは，「お母さん！」と，跳んで抱かれに来たと嬉しそうに振りかえって，その時のことを話してくれた。

　精神的な複雑な状況を，看護師が時々聞くこと，一緒に関わることで，母親は自分の気持を整理してきていると思われた。傾聴は重要な看護内容となって

いた。

7．妊娠・出産・育児の支援

　Tくんが4歳，弟が2歳の時，母親は3人目の子どもを妊娠した。妊娠中の定期健診時にTくんの世話をする支援として，母親不在時の留守番看護を実施した。定例の健診を受け，安定した妊娠期間を過ごせるように，母親の休養も考えて看護支援を継続した。

　母親の出産入院にあわせて，Tくんも同じ病院で検査のため入院をした。出産は，女児で，母子共に問題なく，普通に退院となった。

　Tくんの退院後は，母親支援のため，3カ月位，週2回の訪問で支援した。妹が保育園へ通園対応が可能になってからは，弟と同じように，保育園の帰宅後は祖父母に見てもらうことになったが，この頃には，母親の気持ちも安定してきて，こころ苦しくはあるが，祖父母の支援を受けることに抵抗が少なくなっていた。

8．きょうだいの支援

　きょうだいのことを，気にしながらも，実際には，何が弟や妹に必要かを忘れてしまいがちなため，時々母親に，きょうだいの様子を聞き，母親の存在が子ども達にとって必要であることを伝えていくことも重要であった。学校行事のある時には，参加を促していくことも大切で，参観日や，面談，運動会，学芸会，展覧会等の学校行事のある時には，母親に参加してもらうため，きょうだい支援として，留守中の看護を，看護職員二人体制で行ってきた。

　病気や障害のあるTくんに，あまりにも目が向いていて，少しでも状況を良くするためと，発達が促せるように考え，関わりすぎると，他のきょうだいに負担がいってしまい，必要以上に我慢をさせてしまうことにもなってしまう。この家庭の場合は，父親の協力と祖父母の支援は多大であったが，高齢になってきている祖父母にとっても，負担が出てきている状況が，感じられてきた。

9．養護学校入学による変化

　通学年齢になって，どこの学校に行くかを決めることが，障害児にとって，

大きな出来事となるが，このTくんの家庭の場合，見学や面接を受けてであるが，すぐに養護学校に決まった。病気のこともあるが，一般の公立小学校など，他の選択肢は考えていなかった。病気の再発や進行も懸念され，場合によっては短命の宣告も受けて心配していたが，母親は，安定期が続いて入学の時期を迎えることができ喜んでいた。しかし，体調が不安定で，肺炎による入院もあった。吸引が多く，また，体調が悪い時には，栄養チューブによる注入が必要であることなどから，訪問学級となった。

　2年生に進級する時に，病状の安定がみられて，通学籍に変更した。通学になってからは，以前より多忙な状況も続いた。常時吸引が必要なこと，緊張が強く，食事の食べさせ方が難しいなどで，母親は学校内での待機となった。"吸引"が必要と，教員に呼ばれると待機の部屋から教室へ行って，吸引をするという状況であった。また，外出しても，学校の近くまでで，常に学校と連絡の取れる状態とし，呼び出されれば，すぐ駆けつけることになっていた。

　待機する部屋には，先輩となる"ベテランママたち"がいて，そこではいろんな話ができた。自宅で工夫している介護用品や，楽にできる世話の方法などの情報を交換したり，悩んでいることを相談したり，愚痴をきいてもらったりしながら，待機の長い時間を過ごすようになった。そんな時，Tくんの母親は，いつも，「みんなとても強く生きているが，あんなふうに私は強くなれない」と，語っていた。子どもを人前に積極的に連れて行き，子どもに刺激を与え，喜びを与えていた"ベテランママたち"は，すごいと感じていた。健常児と同じように子どもの喜ぶことをさせ，障害があるからやらない，やらせないではなく，活発に子どもと楽しみ，日々のQOLの向上を考えた生活をしようと考えていた。授かった命を大切にして，精一杯生きた証を残してあげたいと家族は思い，また，障害がある児を育てているからこそ，人の本当の親切に出会うこともでき，何より，自分が真の生きがいを感じるという母親のことも話された。

　その交流の中で，Tくんの母親も学年がすすむにつれて，新入生の母親から，強い"ベテランママ"に変わって，いつの間にか相談を受ける側にもなってきていた。支援する医師や看護職，学校の教諭など専門家から見ても，強い母親に変わっていく様子がわかった。

10. 母親の用事のための留守番看護

　母親に出かけなくてはならない冠婚葬祭等の用事や，きょうだいの学校や保育園の行事がある時に，留守番看護として看護職員2人で対応した。そんなある日の出来事，その時，母親はそっとTくんに気づかれないように出かけたのに，直後，Tくんに緊張した様子が感じられた。足音をジーッと聞いていて母親を探す様子をした。職員の会話の中に"お母さん"という言葉が出てくると，思い出したように泣くこともあった。

　母親の帰宅の時には，そっと静かに入ってきて，声もかけていないのに，母親の足音で雰囲気を感じとってか，笑顔になり安心した様子であった。全身で，喜怒哀楽を表現していた。こんな様子を見ながら，出かけていく母親は，後ろ髪をひかれる気持ちであろうと察するものがあった。

11. 母親の闘病生活を支えて

　Tくんが9歳になった頃に，母親は病気のため治療入院が必要になった。その間，Tくんは，重症心身障害児施設に短期入所した。母親は，外科的手術と放射線療法や化学療法を実施して退院した。

　母親の希望で，Tくんをあまり長期に入所をさせるのは，かわいそうと，介護しても身体的に問題ないと判断されてすぐに退所させ在宅生活の継続となった。母親は手術後，抱くことや車椅子に移動させることも困難で負担も大きく，訪問看護の回数を一時的に週2回に増やした。養護学校の送迎バスのバス停までの送り迎えが，身体的負担となってきていたが，訪問日には，バス停までの迎えを実施した。また，ヘルパーも導入して，家事や介護支援等を頼んだ。

　その後も，母親の受診・治療・検査のための支援と，母親の休養を考えての看護内容とした。母親の健康状態が安定するまで，ショートステイを利用しながら，無理が重ならないように配慮して訪問看護を継続した。

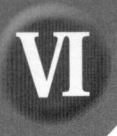

VI 育児ストレスが非常に強い事例への支援

[高橋　泉]

1．家庭訪問の経過

（1）初めての訪問

　Aちゃんは，第一子で父親と母親の3人家族であり，帝王切開による出生で，2,200グラムの低出生体重児であった。

　乳幼児の育児支援のための早期介入研究として，生後3カ月時がはじめての家庭訪問であり，調査の目的と調査協力のお礼を伝えた。この時点では，介入するか否かが決まっていなかったことから，積極的な介入は行わず母親の話を聞くことと調査用紙への記入，授乳と遊びの場面のビデオ撮影が中心であった。

　母親は表情が乏しく，授乳の場面では，授乳前にAちゃんに「飲もうね」「お腹空いたね」などの声をかけたりすることはなく，寝かせたままの授乳であった。遊びの場面も，何と声をかけてよいかわからず，Aちゃんの反応を見る余裕もない様子であった。

　発達プレスクリーニング用質問紙（JPDQ：Japanese version of the Denver Prescreening Developmental Questionnaire）[1]は，同席していた夫にすべての項目を確認し記入していた。「主人の方が，きょうだいが多くて子どもには慣れているしよく知っている。私が結婚して子どもを生むとは思っていなかった」と話した。

　母親を取り巻くサポート・ネットワークは，夫と実母の2人と少なく，サポート内容は2人とも育児全般で，特に夫からは非常に協力が得られるようで，母

親に質問しているときもAちゃんの面倒をよく見ていた。しかし，母親は「夫が子どもの受診時に，自分が心配なことを聞くようにと私に言う。それで不安になることがある」と話した。調査が終わった時，「何か相談があれば，最初に自己紹介のときに渡した名刺に連絡をすれば，どのようなことでも相談にのることができる」と伝えた。

　この日調査した日本版PSI（Parenting Stress Index）[2]）による育児ストレス得点は，子どもの特徴に関わるストレスの7項目中4項目「子どもが期待どおりに行かない」「子どもの気が散りやすい」「子どもに問題を感じること」「刺激に過敏に反応／ものに慣れにくい」で高得点であった。また，親自身に関わるストレスの8項目中3項目「親としての有能さ」「退院後の気落ち」「子どもに愛着を感じにくい」が高得点であり，ストレスが高い状況を示していた。

　母親の様子と育児ストレスの調査結果から，子どもの反応を捉えられず，どのようにわが子に関わっていけばよいかわからない，親としての自信がなく育児不安が強い状況にあると思われた。

（2）母親の変化

　生後3カ月時の調査結果から介入を必要とする対象として3カ月後の訪問（7カ月時）を行った。その間，母親からの電話連絡はなかった。

　母親は，表情が柔らかく，前回の訪問時と印象が大きく違っていた。おもちゃで遊ぶ場面では，3カ月時とは異なり，母親とAちゃんの応答性はよく，笑顔も見られ子どもとの関わりが楽しそうな印象であった。食事の場面も，「いただきます」などの声をかけ，Aちゃんとアイコンタクトがとれており，子どものペースに合わせることができていた。

　質問紙の記入が終わり，最後に3カ月時に撮影したビデオを母親と見た。事前に応答性がよい場面を探しビデオを見ながら母子相互作用が良好な部分を賞賛するという肯定的なフィードバックを母親に返すという介入方法を用いた。しかし，3カ月時に撮影した母子の様子からは，肯定的フィードバックを返す場面が見当たらなかったのである。そこで筆者は，「今回ビデオを撮影して，Aちゃんと遊んでいる時お母さんが楽しそうで，声もよくかけていた。Aちゃんもお母さんを見ると，とても嬉しそうに笑っていた。実は前回の時，お母さんの表情が暗くて心配だった」と率直な思いを伝えた。すると母親は，自分の表情の暗さに気づいており，「3カ月の時は何と声をかけてよいのかわからな

かった。抱くのもおっかなかった。育児が楽しいかと聞かれても何と答えてよいかわからない状態だった」と振り返った。生後5カ月時に入院を経験した後で，「現在も通院しているが普通に育ててよいのか」という不安は聞かれたものの，母親は「この子は私が守らなければ他に守る人がいないことを入院で思った」と心境の変化を話した。また，「3カ月よりも前の早い時期に来てもらい，いろいろ相談できたらよかったと思う。いろいろわからないことばかりで，どうすればよいか本当に困っていた」とも話した。

　筆者は，母親の変化を喜ぶとともに，Aちゃんの発達は座位保持，一人でおしゃべりをする，親の話しかけに答えようとするなど周囲のものに興味を示し，動きが活発であり順調であることを伝えた。また，遊びのビデオ撮影の際に絵本への関心がある様子がうかがえたことから，色のはっきりした絵本の活用を勧めた。そして，3カ月後の訪問を約束した。

（3）夫との関係性により不安定な時期

　10カ月の訪問時は，「夫の仕事が忙しくてずっと休みもなく，帰宅も遅い状況が続いた時，イライラして，寝ている夫に子どもを放り投げたことがある。今はそれほどイライラしなくなったが，またこのようなことをするのではないかと心配である」と話し，不安そうな表情をしていた。筆者は，母親の気持ちをまずは聞くことに徹した。そして，この母親が特別ではないこと，いつでも相談できる場があることを理解してほしいという思いから「大なり小なりそういうことはある。それが，どういう行動をするかはその人によって違うが，お母さんだけが特別ではない。きっと，ご主人はご主人なりに，お母さんとAちゃんのために頑張って働いていると思う。ご主人に話す機会がないのであれば，友だちやわれわれでも良いので，話してみてはどうか。ご主人の代わりにはなれないが，話すことで気持ちが楽になることもある」と伝えた。

　母親を取り巻くサポート・ネットワークは，話を聞いてくれたり，子どもを時々抱いてくれたりする近所の人が3名，情報をくれる母親（出産で入院したときに知り合った）が1名，話を聞いてくれたり，情報交換をしたりする知人が4名，情報交換やアドバイスをくれる友人が1名とネットワークの拡大がみられた。特に，分娩で入院したときに知り合った母親と友人には，精神的に救われていると語っていた。しかし，サポートを得られることを喜ぶ一方で，「話をして楽になることはあるが，長くなり困る」「同じ月齢の子どもがいるので，比較

して気が重くなることがある」「一方的に話されることがある」などの不満ももらしていた。

　日本版 PSI の結果は，子どもの特徴に関わるストレス得点の 7 項目中 2 項目「子どもの気が散りやすい」「子どもに問題を感じること」が高得点であったが，3 カ月時に高得点であった「子どもが期待どおりに行かない」「刺激に過敏に反応／ものに慣れにくい」の項目は低下しており，子どもの特徴に関わるストレス総得点は低下していた。

　一方，親自身に関わるストレス得点の 8 項目中 2 項目「退院後の気落ち」「子どもに愛着を感じにくい」が高得点であったが，「親としての有能さ」は低下していた。しかし，親自身に関わるストレス総得点は上昇していた。

　一緒に前回撮影したビデオを見ながら，アイコンタクトができている場面やAちゃんの cue に対しての感受性が良い場面を捉えて，「このお母さんのかかわり方はとても良い。Aちゃんもお母さんの目を見てうれしそうにしている」など共に確認し，肯定的フィードバックを返すことを実践した。褒められている時の母親の表情は，とても嬉しそうであった。

　その他の相談内容は，夜泣きや臀部の発赤の対処方法についてであった。筆者は「時期的なものであり，Aちゃんが昼寝をしている時に一緒に休むようにして，疲れが取れるようにすること」や臀部の発赤に対しては「赤ちゃんの肌は大人と違い刺激に弱いので，尿や便が長い時間ついているとすぐに赤くなってしまう。おむつ交換の時に赤いと思ったら，洗い流す（たとえば紙コップにぬるいお湯を入れてお尻を洗う）や洗面器にぬるま湯を用意しお尻だけ洗う，そしてきれいになったところで部屋の日当たりが良いのでお尻の日光浴をして乾燥させる，天気が悪ければドライヤーで乾燥させるようにすれば直ぐに治る」と伝え，実際に実施してみせた。話すのみでなく実際に見せることで，母親は「ああ，そういうふうにすればいいんだ」と納得していた。

（4）Aちゃんの自我の芽生え

　13 カ月時は，「トイレット・トレーニングを始める時期を知りたい。気に入らないことがあると頭をテーブルにぶつけることが度々あった。最近はあまりしなくなったが，何か気に入らないことがあると，今度はテーブルをパンパンと叩くようになった」と話す。

　成長発達は，一人で数秒立つ・テーブルによじ登る・頂戴を言うと手に持っ

ているものを渡す・スプーンを使い食べようとするなど順調であった。食事の場面では，食べながらテーブルによじ登ろうとする様子があり，母親が「Aちゃん，だめ」と怒る場面が見られた。Aちゃんは，母親の反応をうかがいながら，そのような行動をとっていた。

　筆者は，トイレット・トレーニングについては，「排尿の間隔やAちゃんの様子などをみて，1歳半を過ぎた頃から，オマルに座らせてみてはどうか。しかし，本人が嫌がったら無理強いはしないことが大切である。早く取れてほしいというお母さんの気持ちはよくわかるが，今はまだ時期として早いし焦る必要はない」ということを伝えた。

　また，頭をぶつけることに関しては，母親がAちゃんの行動をどのように解釈しているのかを聞く必要があると思い質問した。すると母親は，「自分の思い通りにならない時，気に入らないことがあった時，怒られた時，相手をしてほしいのに私が他の用事をしている時にするようだ」と話した。そこで，「お母さんは，Aちゃんの行動を良くみていて，どうしてそういう行動をするのか子どもの気持ちを思いやれている。それは，とても大切なことである。この時期は，自分というものが出始めるので，自分のしたいことを押しとうそうとする。でも，お母さんに怒られたり，相手にしてもらえなかったりすると，自分の気持ちを言葉では上手に伝えることができないため，自分で自分を傷つけるような行動をとることがある。あまり強く頭をぶつけると，自分が痛い思いをするので，おそらくはAちゃんなりに手加減はしていると思うがどうだろうか。してはいけないと怒るのではなく，Aちゃんの様子を見て相手をしてほしそうであれば，少し家事の手を休めて遊んであげるとか，抱いてあげることで安心すると思う」と伝えた。母親は，「できるだけそうしている」と話し，自分の行動を確かめることで安心したようであった。

（5）子どもの活動範囲が拡大していく時期

　16カ月時に訪問すると，Aちゃんは靴を履き家の前で遊んでいた。母親によると，「外遊びが好きでよく外に出て遊んでいる。隣のご夫婦がよく声をかけてくれ，時々子守りもしてくれる。子どももおじちゃんやおばちゃんが大好きで隣に出かけて行く。本当に助かっている」と話す。この訪問では，育児不安尺度を用いて調査をしたが，「子どもを産んでよかった」「子育てのことで相談できる人がいて良かった」「母親として子どもに接している自分も自分であ

ると好きに思える」「夫と自分の2人で子どもを育てている感じがする」「自分はこの子にとって必要な存在だと思う」など「よくそう思う」と回答しており，3カ月時の最初の訪問から比べると母親としての自覚や余裕が感じられた。子育てを通して，母親自身も成長している様子がうかがえた。

　一方，19カ月時の訪問では，Aちゃんが危険なものに手が届かないように，大幅に部屋の模様替えをしていた。また，「実母が病気で，これまでのような支援が受けられない。Aちゃんが近所の畑に行って植えてあるものを取ってきて文句を言われる。子どもが小さいのだから仕方ないのに」と近隣との人間関係に不満をもらすようになった。母親の話を十分聞いた後で，「そのようなトラブルは良くあることで，子どもが悪いことをした時は謝りに行くのが一番であること，子どもが畑でいたずらをしているのを見かけたら直接怒ってほしいことをお願いしてみてはどうか。近所の人と関わるのは面倒くさいと思うかもしれないが，いろいろな経験をして子どもは育っていくので，お母さんとAちゃんにとって良い経験になると思うのだが……」と話した。母親は「今度そのようなことがあれば，目が届かないこともあるので悪いことをしていたら，Aを怒ってほしいとお願いしてみる」と話した。

　介入研究としては，18カ月までであったが，育児の相談相手として，まだ訪問してほしいという希望が強く，継続して訪問することとなった。

(6) 電話相談：2歳6カ月の時

「Aがあまりにも言うことを聞かないので，叩いてしまった。テレビなどで虐待のニュースを見ると，自分もそうなるのではないかと不安だ。こんな母親に育てられるくらいだったら，施設に預けた方がAは幸せなのではないか」と不安がる。筆者は，母親の話に耳を傾け，とにかく母親が思いを表現できるようにした。そして，Aちゃんを叩いた後の母親の行動を訊ねると，「Aちゃんを抱きしめ，叩いてごめんねと謝った」と話した。そこで，筆者は「Aちゃんを抱きしめたという行動はとても良かったこと，2歳6カ月になると，簡単な言葉で言えばわかるので，Aちゃんもお母さんも落ち着いたところで，何故叩いてしまったのかを伝えたほうが良いこと，子どもは大人が一生懸命伝えようとすれば理解できる力を持っていること」などを話した。電話であったため，母親の表情はわからなかったが，声の様子は電話をかけてきた時と比べて明るい声に変化していた。

その後，母親から感謝の手紙が送られてきた。それには，子どもの現在の様子を伝える文章とともに「子育てに不安で，ましてはじめての子どもだったので，訪問をしていただき，どんなに感謝しても足りないくらい感謝で一杯です。ありがとうございました」という内容であった。

2．育児ストレスが高い母親への育児支援とふりかえり

本稿の事例で，3カ月時に「子どもが期待通りに行かない」「子どもの気が散りやすい／多動」「子どもに問題を感じる」「刺激に過敏に反応する／ものに慣れにくい」のストレス得点が高かったのは，「子どもに何と声をかけてよいかわからなかった。抱くのもおっかなかった」と表現しているように，子どもの成長発達がわからず，行動・反応の意味を理解できないことが影響していたと考えられる。現代は，少子化社会，家族機能の弱体化，母親の孤立など，子育てを母親一人で担わなければならない状況にあるが，子どもと関わった経験がない，もしくは少ない女性が母親になるのである。

そこで，定期的に介入し，母親の話を傾聴し，母親が話したことでほっとできる経験が持てるように関わったことが，信頼関係の構築に繋がっていったのではないだろうか。そして，筆者との関係性ができることで，母親は安心して自己の心境や状況を語ることができたのであろう。語るとは自己を客観視することである[3]と言われており，その中で，母親は子どもとの関わりに気づいていけると思われる。さらに，その気づきを強化するものとして，ビデオが有効であったのではないであろうか。子どもから送られるcueに対する感受性や不快な状態に対する反応性など，母親自らが子どもとの関係性について視覚的に気づくことができる機会である。また，どのような関わりが子どもとの関係性を高められるのかが，筆者がビデオを見て褒めることで強化されていったのではないであろうか。子どもの生後数年間の発達過程が正常であるためには，関係性が重要な役割を果たしている[4]と指摘されていることからも，早期より専門職が介入し，母親のストレス状況を的確にアセスメントし，子どものcueへの感受性を高め，子どもと母親の関係性がポジティブになるように支援することが重要である。褒められたときのうれしそうな母親の顔をみていると，育児は母親の役割としてできて当たり前ではなく，どのような些細なことでも子どもとの関係性のよい場面を褒めていく援助が必要であろう。

川崎ら[5]の調査によると，友人と子育てについて話すことが育児不安の解決能力を高め促進していくと指摘されている。社会的な孤立を防ぎ，育児に関する情報を共有することは育児ストレスを軽減することに繋がると思われる。

　しかし，10カ月頃は，生活パターンの変更や時間と手間を要する育児内容を求められる時期でもある。園部ら[6]の調査では，この時期は，専門的ネットワークを多く持っている方が「子どもの気が散りやすい」ことや「社会的孤立」のストレスが少ないと指摘されており，必要なときに専門家の意見が聞け，自分の育児の確認ができる，もしくは，いつでも利用できるという安心感をもてることも重要であろう。

【引用・参考文献】
1）上田礼子：日本版デンバー式発達スクリーニング検査．医歯薬出版，2001．
2）奈良間美保，兼松百合子，荒木暁子他：日本版 Parenting Stress Index (PSI) の信頼性・妥当性の検討．小児保健研究，58；610-616，1999．
3）才村純：児童虐待防止制度の動向と保健領域の役割．小児保健研究，64(5)；651-659，2005．
4）Solchany, J.E. & Barnard, K.E.（廣瀬たい子訳：乳幼児精神保健・看護への誘い．第7回：幼児精神保健．小児看護，29(2)；245-251, 2006.）
5）川崎裕美，海原康孝，小坂忍他：母親の育児不安と家族機能に対する感じ方との関連性の検討．小児保健研究，63(6)；667-673，2004．
6）園部真美，白川園子，廣瀬たい子他：母親の社会的ネットワークと母子相互作用，子どもの発達，育児ストレスに関する研究．小児保健研究，65(3)；405-414，2006．

VII 先天異常をもつ児とその母親に対する育児支援

[岡光基子]

はじめに

　本稿ではNCATS（Nursing Child Assessment Teaching Scale）[1]を用いた縦断的な育児支援介入研究を報告する。毎回の家庭訪問で筆者は，母親の訴えに傾聴し，発達の遅れの著しい子どもへの具体的な育児方法について支援を行ってきた。母親は育児不安が強く，母子は社会的に孤立していた。母親の子どもへの対応で良い点を見出し褒めるように支援を実施した結果，徐々に母親は子どもの発達への見通しが立ったことで前向きな発言が聞かれるようになり，筆者は支援がうまくいっていると思い込んでいた。ところが，2年間継続して関わった結果，これまで語られなかった衝撃的な事実が母親から語られ，すべてが振り出しに戻ったようだった。未熟な支援者が関わることは，真実を引き出すことに時間がかかることがわかった。この事例から，育児支援を行う上で日本人の文化的特性をふまえ，継続して関わることの必要性を改めて認識させられた。本稿では，対象者やその背景に修正を加え報告する。

1．出会いと初回の家庭訪問

　先天異常を持つAちゃんとその母親との出会いは，大学病院の小児科の発達外来だった。Aちゃんは両親に連れられ受診しており，筆者は家庭訪問による育児支援研究への参加を依頼した。両親はまだ20代前半の若い夫婦であっ

た。筆者が研究目的などを説明し，同意書への記入をお願いする際，父親から「謝金が少なすぎる」という発言が聞かれた。その言葉や態度から支援を行う上でかなり手強い印象を受けた。Aちゃんは早産・極低出生体重児で帝王切開で出生した，修正月齢11カ月の男児であった。先天異常を持つ児で，生後2カ月間はNICU（Neonatural Intensive Care Unit）に入院していた。筆者は，子育てに関する手助けをする者として継続的に関わることを約束した。線が細くまだ幼い印象の母親は思いのほか快く受け入れてくれた。後に主治医より，Aちゃんの両親はこれまでいかなる支援や親の会などへの紹介も尽く拒否していたことを知らされた。今回，研究参加を承諾してくれたことを伝えると主治医は驚きを隠せない様子だった。

家庭訪問の際，事前に電話連絡をし，日時を約束していた。雨の降る日，最寄り駅に着くと，きゃしゃな母親は笑顔の愛らしいAちゃんを抱いて傘をさし駅まで迎えに来てくれた。自宅はマンションの10階にあり居間を含めて二間の狭い部屋に家族3人で暮らしていた。部屋は日当たりが悪く，テレビゲームが片付けられずそのままに置かれていた。自宅に電話がないため，唯一の連絡手段が携帯電話だった。母子が2人で過ごす時間が長く，孤立している状況がうかがえた。

訪問時，多くの時間，Aちゃんは居間に敷かれたカーペットの上に腹這いになっていた。まだ寝返りも上手にできない発達状況であるが，母親はあまり抱き上げる様子がなかった。Aちゃんへの声かけは頻繁に行っているが，時々命令口調や男言葉を使っていた。

筆者はAちゃんの健康状態や発達のアセスメントを行った。特に，この児の場合，肺炎などの感染を起こしやすいので，日常生活において気をつけてほしいことを確認してきた。また，育児の状況，サポートの状況をアセスメントし，家族が抱えるさまざまな問題を明らかにした。専門職として子どもに合った援助方法を一緒に考え，日常的なレベルでの援助を行うことが必要であった。

最初，母親は質問をするとそれについて徐々に答えてくれるが，あまり口数の多いタイプではなかった。面接の後半に入ると，子どもの発達の遅れや子育てに対する不安，これまでの支援に対する不満などが次々に語られた。

2．発達の遅れと障害の受容

　Aちゃんは2カ月間のNICU入院のため，長期の母子分離を余儀なく経験していた。退院時，哺乳力が弱く経管栄養による栄養補給をしていた。Aちゃんの発達を津守式乳幼児精神発達質問紙[2]でみると，いずれの時期も運動，探索・操作，社会，食事，理解・言語すべての項目で著しい発達の遅れを示していた。修正月齢11カ月時に5～6カ月程度，修正月齢15カ月時にまだ7カ月程度の発達だった。Aちゃんは1歳を過ぎているにもかかわらず体重5キロ台と発育が遅れていた。母親は発達の遅れや障害を受容していく過程において，「この子本当に1歳なの？　小さいわねえ」と，外出するたびに周りから驚かれることがあり，その度ごとに傷つき，つらい思いを抱えていた。日常の関わりにおいても，具体的な育児の方法がわからず，孤立しやすい状況にあった。また,「子どもが何を考えているのか,何をしてほしいのかよくわからない」という訴えのように子どもの発達に合わせて関わることが困難で，育児に対する自信を持てずにいた。母親は名前を呼び，声をかけているが，Aちゃんからの反応が思うように返ってこないことを寂しいと感じていた。

　総研式育児支援質問紙[3]を用い，母親の育児不安のレベルを確認した。いずれの時期でも育児困難感Ⅰ，育児困難感Ⅱ，夫の心身不調，母親の抑うつ傾向，子どもの心身状態の5項目でランク5と最も育児不安が強いことを示していた。母親からは面接でも強い育児不安や，子どもの発達の遅れに対する不安が語られた。

　毎回の訪問で1時間半は面接を行い，母親の話に傾聴した。NICU入院中の経過，退院してからの子育ての状況，現在の子育てについての思いなどが次々に語られた。母子相互作用の得点は良いが，母親から子どもの出すサインが読み取りにくいことが語られた。母親は遊びの課題でも一生懸命に関わるあまり，期待通りにいかない思いや疲労感を感じていた。面接が後半に差し掛かった時，涙する場面があった。また，「ある日突然，子どもを虐待しているのではないかと思うほどに，お風呂上りに泣いていると叩いてしまうことがある。1～2カ月に1回はイライラが爆発する。2人でずっといると子どものことがかわいいと思えない。自分自身をコントロールできなくなって何をしてしまうかわからなくなる」ことが語られた。母親は一人で頑張っていた。そばで無邪気に笑うIちゃんと涙で顔をぐしゃぐしゃにした母親の弱々しさがあまりに対称的で

あった。これまで母親の本当の気持ちに寄り添い，包み込んでくれる人は誰もいなかったのかもしれない。

3．社会的孤立

　母子を取り巻く支援ネットワークについては，1歳を過ぎてから，熱中症で地元の病院に入院したのをきっかけに，医療機関から地域への連絡があり，保健センターより保健師の家庭訪問が始まっていた。いずれも頻度が少なく，継続した支援が受けられていなかった。1カ月に1回の理学療法士によるリハビリも始まったばかりで，退院後しばらくの間，複数の職種が関わることが少ない状況が続いていた。また，「発達の遅れや障害のある子どもの育児では，家族もどのように対応すればよいのかわからず，実母も手伝ってくれない」ことが語られた。母親は実母や友人からも支援が得られにくい状況にあった。「先天異常を持つ子どもが生まれたことを知り，友人はみんな離れていった。母親同士の仲間を作るのは好きではない」と言い，相談相手は夫を挙げていた。父親は親の会やその他の支援に対して否定的な考えを持っており，母親もそれに同調し，病院から紹介される支援についてはことごとく拒否し続けていた。両親は頑なにAちゃんと自分たちを守るためのバリアを作っているようだった。父親は毎晩帰りが遅く仕事もうまくいっていない様子で，育児に協力的とは言えなかった。ただこちらがどんなに聞き出そうとしても，母親は夫への不満を一切洩らさなかった。母子は社会から孤立し，他との関わりを持たないようにしていた。またせっかく受けるようになった支援も，後の訪問時には，担当保健師の交替やリハビリの中断などにより継続して受けられていなかった。ある時，父方の母親の紹介で先天異常を持つ子どもの母親から話を聞く機会があったようだが，「私の話なんてまったく聞こうとしなかった。良かれと思って言ってくれるどんなアドバイスも勝手な押し付けや説教にしか聞こえなかった」と煙たがっていた。保健師の訪問についても，「これをしては駄目。こうした方がよい」と否定されることや上からの指摘やアドバイスには，抵抗を示していた。時折見せる専門職への怒りや抵抗は，まだ幼い印象の母親が何かのきっかけで変わってしまうかもしれないことを感じさせるものだった。もし気に入らないことがあれば拒否的になるのか，筆者が介入しようとする上で悩まされる難題であった。唯一の連絡手段が携帯電話だけだったので，毎回の訪問の約束

を取る際に，連絡が取れなくなる不安にかられた。

4．支援の実際

　支援としては，5回の家庭訪問を行った。発達の遅れが著しく，母親の不安が強いことから，発達の過程で児が獲得していくわずかな変化でも伝え，母親が子どものペースに合わせて関われるよう支援した。特に子どもが非言語的なサインを表出できていることを認め，母親に繰り返しそのことを伝えてきた。前回の訪問時のビデオを見ながら，母親の子どもへの対応で良い点を見出し褒めることを行った。また，障害受容の過程における母親の不安に傾聴するように関わってきた。毎回の訪問で1時間半は傾聴する時間をとり，一方的で説教じみた指導を行うことは避けてきた。

　子育てに関して，いくつか気がかりとなることがあった。離乳食をいつどのように開始すればよいかわからず，スプーン1口を舐めさせる程度で，ミルクの哺乳量も心疾患があるため，1回量が少ない。子どもの発達が遅れていることで通常の進め方と大きく異なり，どうしていいかわからないでいる。無理せず発達に合わせて進めていくことを伝え，体重増加が少ないことからミルクの量を確認し，離乳食は困難な点について一緒に考えるようにした。また，生活リズムも乱れており，夜は父親の帰りを待ち，子どもを遅くまで起こしている。しばしば1時を過ぎて就寝し，朝は昼前まで寝ている。これについては，子育ての方針を否定するのではなく，睡眠と成長ホルモンとの関連からも子どもにとってよりよい生活リズムをつけていくことが大切であることを伝えるようにした。また母親はイライラし，精神的に不安定になった時には，子どもをサークルで囲まれたスペースに入れて放っておく。母親は子どもに背を向け，パソコンでインターネットをするなど自分の時間を持つようにしていた。2㎡ほどのサークルの中には，誤飲や打撲などの事故の危険につながりやすい物などAちゃんの発達に見合わないおもちゃがいくつも置かれていた。母親を否定することはしないで，事故防止に関する発達に応じた留意点についての話をした。筆者は敢えて否定することはせず，「そうですね。お母さんも少しは自分の時間がとれるといいですね」と共感的態度で伝え，Aちゃんと遊んでみせた。

　最も気になることは，子どもにとってよいことがどれだけなされているか，子どもの成長・発達に悪い影響を及ぼしてしまうのではないか，ということで

ある。このような問題点をこちらがみつけて一方的にそれを指摘することは，母親の反感をかってしまうだけかもしれない。傾聴することで，母親自身が気づくようにすることが重要である。アドバイスをするときはできるだけ言い方に配慮して，母親をあたたかく包み込むよう努めた。「いつだって私はあなたの味方よ」ということが伝わるように関わってきた。ただ，それには限界があり，筆者は矛盾を感じていた。母親の子どもへの対応で良い点を見出し褒めるといっても，明らかに誤った育児方法は子どもの成長・発達を妨げるものである。母親に誤った育児方法について否定的な説教にならないように伝えるのは，大変困難なことである。いつ何かのきっかけで気に入らなくなって拒否され，介入が中断してしまうかわからない。傾聴を行うといっても熟練した技術が必要であり，未熟な者が中途半端に行うと，感情的に巻き込まれてしまう危険を伴う。筆者はこれまで一貫した態度でしっかりと向き合ってきたつもりであったが，毎回の訪問の度に，支援の方法について本当にこれでよいのか不安を抱くようになっていた。

5．スーパーバイザーと事例検討会の活用

　ある日，スーパーバイザーにこの事例の母子について相談をした。スーパーバイザーは専門家の集まる事例検討会に相談を持ちかけてみるのはどうかと言ってくれた。個人が関わるだけではなかなか実際の問題解決に結びつかず限界があると思われる。複合専門職が集まって，いつでも相談でき，意見交換ができる場やネットワークがあるということは，たいへん心強く，今後も継続していくことで，より効果的な育児支援につなげていけるものである。「母親を褒めることで自信を持ってもらうことが必要」というスーパーバイザーが言ってくれた言葉はこの事例において，重要なヒントを与えてくれた。表情豊かなAちゃんが，非言語的なサインを表出できていることを認め，母親もそれを読み取り，関わることができていた。母子相互作用の得点も良好で大きな変化は見られなかった事例である。

　今後の課題としては，障害を持つ子どもへの育児困難感が強く，日常的なレベルでの援助が必要であると言える。抑うつ傾向がある母親への専門家による精神的支援も必要である。また，早期における地域への橋渡しがスムーズでなく，他職種の連携が少ないことが挙げられた。母子への支援のあり方を相談し，

検討してきたことで，各専門職とのさまざまな意見交換を行うことができた。今後の支援に生かしていけると思われた。今後の支援に向けて，引き続き傾聴を行うことで，孤立した母子を支える一番の理解者となり，他の支援への橋渡しをする調整役として，より充実した支援を行っていく必要性があることを話し合った。また，医療機関から地域への橋渡しをスムーズに行い，母子を孤立させないような継続した支援を行うことにより，母子が安心して育児をしていけるような環境を整えていくことが必要だと思われた。

　Ａちゃんが２歳の誕生日を迎える前に家庭訪問を行った。「先週は父親が休みの日に３人で遊園地に行ってきました。子どももとても喜んでいました。」家族で楽しい時間を過ごせたことが語られた。筆者は子どもの成長・発達について「こんなこともできるようになったんですね」と，わずかな変化でも伝えた。この日の母親は明るく，「そうなんです。真似をするようになったんですよ」と言って遊んで見せてくれた。以前の訪問時のように涙する様子はまったくなかった。母子相互作用の得点も良好で，徐々に家庭訪問を行う間隔を開けるようになり，しばらくはメールのみで連絡をとるようにしていた。

　誕生日に「おめでとう」と携帯メールを送った。すぐに返事が届いた。「ありがとうございます。今誕生会をしていてＡちゃん一人でご飯やケーキを手づかみで食べています。顔中ご飯やクリームだらけです。」Ａちゃんの楽しそうな様子が目に浮かんだ。久しぶりに家族が良い時間を過ごしていた。この時まで筆者は，これまでの支援が評価できるものであると思い込んでいた。

6．衝撃的な事実と暗闇——夫との関係と子どもの頃の深い傷について

　３歳の誕生日に電話をかけた。「療育センターにも月２〜３回通うようになって，見る見る歩き始めるようになったんです。他にもいろんなことができるようになって。感情を表現できるようになったんです。嫌なことは嫌って言ってくれるから，何を考えているのかがわかるようになってずいぶん楽になりました。食べることには目がないし，体重もやっと９キロになったんです。とても楽しみです。」電話口の母親の声はこれまで聞いたことのない明るく喜びが溢れ出してくるような声だった。筆者はＡちゃんの成長・発達を一緒に喜び，何よりも母親の明るく楽しい様子に嬉しくなった。

訪問時，夫との関係についてあまりにも衝撃的な事実を知ることになった。「夫との離婚を真剣に考えている。これまでずっと我慢してきたが，決心は固い。」母親は強い口調で語り始めた。妊娠中，夫から一度だけ暴力を受けたことがあり，それ以降，身体的な暴力はなかった。その時に離婚届を突きつけたが印鑑を押してもらえなかった。夫は気に入らないことがあると，所構わず怒鳴りちらし，言葉の暴力は現在まで続いていた。夫はこれまで病院からの指示などもまったく無視して子どもに食べさせてはいけないものを与えるなど，子どもに悪い影響を及ぼす可能性のあることを平気で行ってきた。暴力はないが，Aちゃんを大切にしてくれない。すべてが自分の思い通りでなければならないので，人の言うことは聞こうとしない。子どもの治療方針なども夫には相談できない。職場の愚痴も多く，最近転職をした。母親は父親との関係をずっと我慢しており，ストレスが強く，年末頃から手が震える身体症状が現れた。健診のときに保健師から精神科を受診することを勧められたが，どこを受診してよいのかわからずそのままになっている。夫は母親の体調をまったく心配せず，精神科の受診については否定的である。
　さらに衝撃的なことが告げられた。母親自身，小学校の頃，不登校になっていた。その頃，実母に階段から引きずり下ろされ，「あんたなんか生まなきゃよかった」とののしられるような言葉の暴力を繰り返し受けてきたことが語られた。実母との関係が現在でもなお暗闇に包まれていることがうかがえた。あまりにも酷い体験を言葉にするのが難しかったのか，言葉に詰まりながら語られた。「実母とのいい思い出なんてないし，思い出したくもない。思い出すと夜も睡眠薬なしには寝られなくなる。私なんて生まなきゃよかったのにと思う」と，目にいっぱいの涙を溜めながら話してくれた。夫の話をしている時と違い，思い出すだけで涙が出てくる様子であった。

7．未熟な支援者と日本人の文化的特性をふまえた支援

　母親との関係のこともこれまで誰にも話せずにいたが，やっと話すことができた。筆者は2年間継続して関わったことで，苦しかったことや深い傷を背負っていることをようやく引き出すことができた。もちろん子どもの成長・発達や子育てにおいての見通しが立ってきたことは影響しているかもしれない。これまで誰にも，実母以外の家族でさえ話せずにいたが，初めて話すことがで

きたと言う。継続して関わることの重要性を再認識することができた。

　だが，まだ未熟な支援者が介入を行うことが，これほど遠回りをするものなのか。未熟である支援者が真実を引き出すまでには時間がかかることが身にしみてわかった。この人が自分のために何をしてくれるのかを理解してもらうために時間がかかる。ただ研究のための家庭訪問に協力し，表面的にとりつくろっているにすぎないのかもしれない。日本人の文化的な特性として，見ず知らずの他人にはもちろん，身近な者に対しても，自分自身のことを洗いざらい話すことは恥ずかしいことであるという否定的感情を生み出してしまう。特にネガティブなことを他人に話すことを避ける。今回，まず大きな第一歩を踏み出したにすぎない。2年という長い期間が経って，ようやく真実を語ってくれた。本来の支援のニーズがやっと明らかになり，本当の意味での育児支援のスタート地点に立ったのだ。この事例から，育児支援を行う上で日本人の文化的特性をふまえ，継続して関わることの必要性を改めて認識させられた。

　母親の自信を育て，母子が安心して過ごせるような支援のあり方について考えていきたい。

【参考文献】

1）Sumner, G., & Spietz, A.: NCAST Caregiver/ parent-child interaction teaching manual. NCAST Publications: Seattle, 1994.
2）津守真，稲毛教子：乳幼児精神発達診断法：0歳〜3歳まで——増補版．大日本図書，1995.
3）川井尚，庄司順一，千賀悠子他：育児不安に関する臨床的研究——子ども総研式・育児支援質問紙（試案）の臨床的有用性に関する研究．日本子ども家庭総合研究所紀要, 36；117-138, 2000.

VIII 低出生体重児への療育支援と家族支援

[中谷章子]

1. 初めての出会い

　出生して2カ月が経過し，両親が自宅での生活を希望したため，地域に戻るための支援者の一人として，入院中の病室への訪問看護開始となった。

　真夏の太陽の照りつける猛暑の日，静かな病院の個室で，はじめてTちゃんとその家族に会った。Tちゃんは祖母に抱かれて，その大きな瞳を潤ませメソメソしていた。その傍ら，母親が笑顔で応対し，私はその明るさに安心感を覚えた。両親にとってはじめての子どもであるTちゃんが，重病で生命予後は不良であると告知されているつらさを母親は表に出さず，しっかりとつながった家族の暖かさを感じさせた。

　病室へ訪問した時から，訪問看護師としての筆者と主介護者である母親との関係作りはスタートする。まず，自分がどのような関わりができるのかを伝えるのだが，家庭は生活者である家族が中心となるので，筆者は在宅療育生活を支えるサポート役として家族に関わっていくことを明確にした。そして，これから生じてくるであろう問題について，家族と一緒に考えていき，より良い安定した生活を送れるように支援していくことを約束した。

　まだ実際に，家庭での生活が始まっていない段階では，何がわからないかもわからないような状況にあるので，母親の不安を少しでも解消できるように関わることが大切である。「一緒に問題について考える」という姿勢を示すことで，漠然とした不安や医療者のいない家庭という環境に対する不安を軽減すること

につながる。

　また，入院中から面識をもつことで，筆者と主治医や担当看護師との連携をアピールすることもできる。連携機関連絡会議で相互に協力体制にあり，Ｔちゃんへの療育方針が一致していることを母親に印象づけることが可能となる。同時に家族のニーズを知ることもできるので，自宅への初回訪問の日程調整や大まかな打合わせも可能となる。

　それとともに，退院を控えた子どもの状態把握は重要で，可能であれば聴診も行い，この時点でできるアセスメントを実施しておくとよい。なぜなら，家庭での最初の状態観察において，より正確な看護診断を行うことができるからである。しかし，この時に注意しなければならないのは，まだ信頼関係の成立していない関係においては，家族の心理面への配慮から，積極的に子どもに触れることを避ける場合が多い。だからこそ，その子どもの個別性に基づき，具体的目安となる数値や症状を明確にした医療者同士の連携を密にしていく必要がある。このようにして，筆者とＴちゃん家族の初めての出会いを終えた。

2．在宅療育生活のはじまり

　Ｔちゃんが退院して3日目，筆者は約束どおりに自宅を訪問した。静かな住宅街で，病院から程近いところにあった。すやすやと静かに寝ているＴちゃんの横で，母親と筆者は，これから始まる在宅療育生活について話し合い，支援するのに必要な情報収集を行った。また再度，筆者ができる支援を明確に説明し，長期スタンスでの看護支援と短期の看護目標について話し合い，共有した。このように，母親と具体的な支援について話し合い，長期目標としての子どものより健やかな発達と家族の自立のために，看護の方向性を確認するという大切な共同作業を，訪問看護の初回に行うことができた。

　ほとんどの場合，2回目までの訪問で大まかな情報収集を行うことが可能であり，Ｔちゃんの場合も家庭での生活パターンと状態を把握できた。しかし，2回目の自宅訪問となったその日，予測していなかった事態が発生し，緊急入院することとなった。

　筆者が自宅を訪問した時，母親は午前中の出来事を話してくれた。Ｔちゃんの便の性状が下痢で血のようなものが混ざっていたという。筆者はすぐさま，全身状態の観察を行い，血便を認めたので，すぐに受診が必要であることを伝

えた。母親と筆者は今から向かうことを電話で連絡し，病院へと急いだ。

　再入院となったTちゃんは症状が治まり，繰り返す無呼吸状態を乗り越え，1週間後に退院した。この頃から母親は心労と身体的疲労で，乳児をもつ母親にありがちな慢性的睡眠不足の様相を呈するようになっていた。そのため，3回目の訪問からは，筆者の滞在する3時間の間に少しでも睡眠をとってもらうように勧め，母親はソファーで一時の仮眠を取るようになった。

　Tちゃんの在宅療育生活で一番気をつけなければならないのは，無呼吸状態になることだった。たまたま，両親二人の時に発症することが多く，父親が救命処置を行っていた。再々入院や数回の救急搬送を経験していた大変な時期だったが，母親一人の時でも救命処置ができるということが急がれる看護目標であった。そのためには，いつも行っている救命処置の情報を入手しておくことが必要で，母親から詳しくその時の様子を聞いた。様子を尋ねることは，母親が対応を振り返ることにもつながり，ここに気をつけてみようという次の行動へのステップとなる。このように，在宅訪問看護では，看護師自らが救命処置を行うことよりも，家族が対応できるようになることの方が重要である。こうして実際に，筆者もTちゃんの無呼吸状態に遭遇し，母親の対応をフォローしながら，行動を観察する機会をもつこととなった。それまでに十分な情報を得ていたので，筆者自身が観察するポイントを絞って，対応することが可能であった。

　また，家族に医療行為を指導する時には，威圧的態度や指導者的態度をとらないということも大切である。吸引の方法一つとっても，かかりつけの病院や家庭によって，実際の方法はさまざまであり，その家庭の方法を尊重する姿勢をもたなければならない。家族の行う方法を尊重し，なおかつ，改善しなければならない点のみ徐々に変えていけるように導くことで，家族の心理的負担を軽減でき，子どもの安全を守ることができる。

　一方，在宅小児訪問看護で特に重要となるのが，子どもの発達に合わせた遊びとコミュニケーション確立のための関わりである。Tちゃんの場合も母親と共有した看護目標に，Tちゃんに合った発達促進とコミュニケーションの発達を挙げ，そのように関わった。

　Tちゃんの発達はとてもゆっくりであったが，積極的に関わることの大切さがわかる発達をみせている。今では，半寝返りができるようになり，上肢の動きは随意的である。物をつかめる手先に変わり，声のほうに振り向いたり，感

情のこもった発声ができるようになってきた。おもちゃや絵本で遊ぶことを在宅生活早期から実施してきたことで，家族の中にも新しい発見や喜びをもたらしてきた。乳児に絵本を見せることに対し，祖母は集中して見つめるTちゃんの姿を目にして，「抱かないと泣くと思っていたけれど，こんな表情を見せるのね」と感心していたし，遊び方のバリエーションを増やすことで母親も楽しい時間を増やすことができた。Tちゃんの体調の良い時は，積極的に身体的リハビリテーションや遊びを通した語りかけを行い，Tちゃんの能力発達の素晴らしさを母親と共有して，喜びを分かち合っている。

3．長期的視点からのアプローチ

　Tちゃんには先天性心疾患があり，根治のためには手術が必要である。また，状態の不可逆的な悪化を避けるためにも，姑息手術の必要性も考慮される。しかし，さまざまな点で非常に困難なケースであり，かかりつけ病院での判断も分かれるところであった。母親は筆者に，心臓手術に対する意見を求めた。この時，病院で説明を受けた際に受け取った検査結果などを提示したので，あくまでも筆者の意見として話をした。今のTちゃんの心臓の状態と予想される今後について，診断名と検査結果から考えられる範囲のことを伝えた。母親が，医師の説明を聞いてもよく理解できなかったという部分についても，理解できるように丁寧に補足した。Tちゃんの心臓疾患の現状と将来の状態をゆっくり考える機会を設けたことで，治療の適時性について両親が検討することができ，両親はセカンドオピニオンを希望することとなった。セカンドオピニオンを受ける際には，その病院をどこにするかが問題となる。筆者には情報を提供するという職務もあるので，それに従った。その上でどこを選択するかは両親の決定により，そのようにして，両親はセカンドオピニオンの病院を決めた。その日が訪れ，結果は両親を落ち込ませてしまったが，他病院の受診は有意義なことにもつながった。

　母親は以前から，いつかTちゃんを連れて実家に行きたいと希望していた。退院してからというもの，Tちゃんの状態を気遣って，病院から離れる場所には外出できずにいたので，実家のある地域の病院を受診することも検討していたのである。両親がセカンドオピニオンを受けた病院は，母親の実家から近いところにあった。セカンドオピニオンがきっかけとなって，実家へ宿泊する機

会を得られ，母親いわく「たいへんそうで怖くて実現できなかったこと」を実現できたのである。母親が怖いと思っていた長時間の外出に備えて，筆者は行動のための具体的な助言をした。何を準備すべきか，移動中の必要物品，実家に不足している物品，外出中の行動のイメージ化が促されるように，母親と話し合った。数日前までに，不足している物や分らないことを埋められるように支えた。後日になって，「行動のイメージができていたので，大きなトラブルもなく過ごせた」と話してくれた。

　このようなことがあって，両親はTちゃんの心臓疾患について，主治医と改めて話し合う機会をもち，子どもの疾患を受けとめることや治療選択の難しさについて，訪問の折，思い出すように話してくれた。

4．母親との関係成立のために

　在宅療育生活の支援を行う時に，主介護者との信頼関係を成立させることが，支援を効果的に継続する上で非常に重要となる。筆者はTちゃんの母親と，信頼関係を築けるようによく考慮して関わっていった。

　訪問開始の頃に，所属する事業部の方針として，筆者が提供できる支援とそうでないものがあることを明確にしておいた。これは，筆者の支援におけるきまりを知ってもらうためで，支援の基本的ルールであった。それから，初回の情報収集でこれまでの経過を詳しく尋ねる必要があったので，母の話を静かに黙って聴いた。話し疲れていないか気遣いながら，長時間じっくり話を聴く時間をもてたのは幸いだった。このように，時間を話し合いに使うことが可能な時には，母親の思いを表出できるように促し，それに対し共感的態度で接していくようにこころがけた。また，解決困難な問題に対しては，その問題を共有し，ともに考え，ともに策を練った。時には，自分たちの力ではどうにもならない問題も明らかになるので，それについて一緒に話し合い，悲しんだ。そのようにして，悲しみや怒りなどの否定的感情も閉じ込めないで，表出しても構わないことを知ってもらった。筆者は，泣きたいときには泣き，怒りの感情をあらわにするのも，自らの精神的安定を保つためにも必要なことだと話した。このように伝えることで，筆者と母親の間には，否定的感情の表出もOKであるとの認識ができた。

　支援者と母親の信頼関係を成立させるためのスキルとして除外できないもの

がある。それは，子どもを中心とした関わりである。特に在宅生活早期の場合，子どもと母親の愛着形成を促せるように配慮しなければならない。母親の心の中には表出できない否定的感情もあることを前提の上で，子どもとの愛着形成がなされるように関わっていく。筆者は，Tちゃんとの遊びやコミュニケーションを通して，新たな発見やかわいさを認めた時に，母親を傍に呼んでそのかわいさを共有した。Tちゃんが本当にこころから笑えるような体位をとって寝ていたり，かわいい笑顔を見せたり，この遊びは喜ぶなどといったことを認め合い，共有した。このような母親との共通の良い体験を重ねることで，筆者たちの絆は深まっていった。同時に，Tちゃんへの愛着形成もなされ，「かわいくて仕方がない！」という母親の言葉を聞いた時,筆者がそうなってほしいと願って看護してきた思いが満たされ，今後のTちゃんの発達のために大切な一歩を踏み出せたと実感した。

　その他にも，筆者が提供する看護について，それに取り組んでいる時かその前後に,何を目的と考えているのか口頭で伝えアピールするように気をつけた。これが自分の看護を明らかにしておくということだった。ただ漠然とではなく，Tちゃんの成長発達促進のための看護目標をもって支援していることを母親に理解してもらうのは，信頼関係の成立にも必要なことであった。

5．1歳を迎えて

　何度も生命の危機を乗り越えながら，Tちゃんは1歳の誕生日を迎えることができた。Tちゃんがこの世に生を受けてから，一生懸命に育んできた家族にとって，1歳の誕生日は大きな目標の日でもあった。誕生日の2週間ほど前から，母親は体調を崩していたが，家族の協力もあって，何とか体力を維持していた。そのようにして，無事に誕生日を迎えられたTちゃん一家は本当に幸せそうだった。親族を招いての誕生会を開き，こころの通じ合う喜びのひと時を過ごした。しかし，支援者としては，この頃から，特に気をつけて対応しなければならない時期に入る。家族としての大きな目標を達成した際，その時点から精神的な緊張の糸が切れてしまうことが度々起こるからである。Tちゃんの母親の場合もそうであった。1年間，自分のことよりもTちゃんを優先させてきたこと，体力の限界にきていたにもかかわらず，気力でそれをカバーしていたこと，そのような自分の状態に深いところで気づきながらも休息を取れる状

況にはなかったことなど，いくつもの要因が絡み合って事態を悪化させていた。
　ある日，それが突然表面化した。母親の表情は消え，全身から疲労の限界に達していることを示す雰囲気が漂っていたのである。長く関わってきた支援者なら誰でも気づく母親の状態に，筆者は緊急性を感じた。なぜなら，母親の育児能力の低下が，Tちゃんの状態に大きな影響を与えていたからである。無呼吸状態となる回数が増加しており，Tちゃんと母親の状態はまさに悪循環であった。そこで筆者は母親に，「私にはMさんがとても疲れているように見えるのだけど，大丈夫？」と，声をかけた。すると母親は，疲れが既に限界に達していること，泣き止まないTちゃんに途方に暮れてしまうことを話してくれた。それに対して筆者は，今のこの状況は母子にとってお互いに悪い方向への繰り返しとなっているように感じることを伝え，この悪循環を断ち切るために，社会的入院が必要と考えることを伝えた。母親は筆者の意見に賛成し，夫に相談してみるとのことであった。筆者は，支援ノートに社会的入院が必要であると記入し，自らの看護診断を他者に伝えるようにした。すぐに，夫の理解も得られて，社会的入院の手配をはじめた。筆者一人の力では，Tちゃんの社会的入院を実現させることがとても困難であったので，まず，さまざまな人脈からの情報収集をはじめた。その上で，筆者の上司やかかりつけ病院の担当看護師，主治医の力も得て，かかりつけ病院への検査入院が実現することとなった。
　Tちゃんの入院中，母親は病院へ顔を出したり，自宅で一日中寝て過ごしたり，受診したりと，安心して休息を取れる環境にあった。10日間ほどの入院であったが，Tちゃんは，心配していた無呼吸状態に陥ることもなく，安定した姿で自宅に帰ってきた。Tちゃんの退院直後，母親の状態は，完全なまでの回復ではなかったが，それでも，休養の力は大きく，徐々に元気な状態へと戻っていった。筆者が父親に会った際，「今回のことは，本当に有難うございました」と御礼を伝えられたので，直接，父親と話していなかった筆者は安堵した。
　現在，Tちゃんは1歳2カ月を迎え，その発達も見てとれるようになってきた。風邪を引いて大変な時期もあったが，両親の献身的な看護とTちゃん自身の回復能力で何とか乗り越えている。父親は母親を温かく見守り，大変協力的であり，その甲斐もあって，母親にまた以前の明るさが戻ってきた。1年間の筆者の関わりが，どれほどの支援となったのか量るものはないが，現在，両親をはじめ，祖父母や主治医から筆者に託されていることの重みを考えれば，十分な支援が行えたとの実感をもつことができる。在宅療育生活を支援する上で，

一番大切なのは，子どもとその家族が安心して，自立した生活を営めるように支援することで，それを優先させなければならない．また，子どもが第一子で，家族のライフステージも早期の場合は，家族の発達段階も考慮した上で，支援する必要がある．さらに，支援者が陥りがちなパターンである「支援される側に同情し同一化する」のではなく，「専門職として共感し，共有する」のだという，本来の看護職としての意識を忘れてはならない．

　このようにして得られた，Tちゃんや母親の笑顔を見るたびに，筆者が提供した看護がフィードバックされ，筆者自身の活力として再生されている．母親の思いに共感し，Tちゃんの発達を共有し，心配事も共有して過ごしてきたこの1年間は，筆者にとってもかけがえのない時間となった．

　おわりに，本稿を執筆するにあたり，快諾してくださったTちゃんのご家族に対しまして，心より御礼申し上げます．

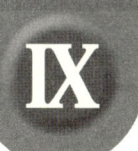

IX 助産師による新生児訪問：出産後のストレスと子育て

[岡本美和子]

1．分娩時からのストレス

　初産で30代前半の女性Aさんが，開業助産師に新生児訪問を依頼してきたのは「子どもが一日中泣いてばかりいて寝ない。母乳が足りていないのではないか，自分の世話の仕方に何か問題があるのではないか」という理由からだった。

　Aさんは，会社員の夫と生後25日になる長男のBちゃんと都心の大型マンションに住んでいた。

　対面した時のAさんは，既に非妊時の体重を下回るほどに痩せ，連日の睡眠不足と1人で行う家事，育児による疲労からやつれた表情をしていた。リビングの隅には，いつでも横になれるようにと1組のふとんが敷かれていたが，部屋の中は全体的にきれいに片付けられていた。

　「下に置くとすぐ泣くので，一日中抱っこしているんですよ」助産師と対面した直後から，Aさんは常時立ってBちゃんを軽く揺らしながら抱っこしていた。Bちゃんを見ると抱っこされて満足しているというよりも，揺れが止まると思い出したように眉間にしわを寄せ，イライラしたように泣き出している様子だった。助産師が「一日中抱っこだとお母さんも疲れるでしょう」と共感しつつ「なんてかわいらしいんでしょう，私にも抱っこさせてくれない」と，Aさんの気持ちを汲みながら助産師がBちゃんを預かることで，AさんがBちゃんのことを気にせず話ができる状況を設定した。Aさんは「夫以外の人にこの

子を抱っこしてもらうのも，昼間抱っこから開放されるのも久しぶり，うれしいです」と正直な気持ちを言葉にした。ゆったりした雰囲気の中で，出産から現在までの産後の経過を語ってもらうことにした。語ることで，息つく暇もなく過ごして来たであろう出産から今日までの日々の出来事を落ち着いて振り返り，Aさんがその時点で何を考えどのように判断してきたのか，そして，今何を問題として捉え，どのようにしたいかが徐々に明らかになると考えたからであった。また，出産後のさまざまな情緒的経験が出産または出産直後の体験に基づいていることもあると判断したからであった。

　Aさんは，経膣分娩でBちゃんを出産した。もともと微弱陣痛のため，途中から陣痛促進剤が使用され，結局，分娩所要時間30時間を越える長期戦となった。陣痛が長時間に渡ったため，Aさんはその痛みに耐え切れず，側にいた助産師に「もうお腹を切ってください」と頼んだことを「今思い返すと恥ずかしい」「母親になるというのに辛抱が足りなかった」と自嘲的に語った。

　出産後は施設の方針で，自室に戻ると直ちに母児同室となった。出産施設では母乳育児を推進しており，特に理由がなければ母乳以外のものを児に与えず完全母乳育児が行われていた。Aさんは，Bちゃんを無事に出産できたという喜びと母になった責任感から，疲労感が強く自分の体調が決して良好ではないことを周囲には語らずBちゃんの世話をしてきた。そこには，子育てを頑張って行うことにより，不本意にも痛みに耐え切れず帝王切開を望んだことへの，Aさん自身の払拭したい気持ちもあったようだ。

　出産後の一時的な興奮と緊張状態のため，Aさんは心身の強い疲労にもかかわらず寝具に体を横たえても入眠できない日が続いた。

　Bちゃんは，入院中から退院後数日間は，あまり強く泣くこともなく，どちらかというとおとなしく，授乳後はよく寝てくれる子だった。Aさんは，その頃を振り返り「Bは意外におとなしい子で随分助かりました」と語った。

　当初，退院後の2週間は，遠方からAさんの実姉が産後の手伝いに来てくれる予定だった。しかし，実姉の家庭の都合により予定を早々に切りあげ，退院後5日目で帰ってしまった。Aさんの実母は病気療養中であるため産後の手伝いを実家に頼むことはできなかった。夫の母は，既に他界していた。

　Aさんは，育児雑誌などで得た情報から，できる限り完全母乳でBちゃんを育てたいと希望していた。退院時，Aさんの母乳分泌量は徐々に増えてはいたが，1日15～16回以上の頻回授乳であった。退院後，Aさんの健康を心配し

た実姉は「私が見ていてあげるから，少し休みなさい」と休息を取るよう促したが，持続する緊張と興奮，そして母乳育児をやり遂げたいとの思いから，Bちゃんのぐずる声が聞こえる度にAさんは直ぐに起きて来てオッパイを含ませていた。心身の疲労は相変わらず持続していたが，実姉からの手助けがある間はBちゃんのことだけに専念でき，気分的にもずいぶん楽であったと話した。

夫の出勤は朝7時半，帰宅は夜9時過ぎで，夫が在宅中は，Bちゃんの抱っこと沐浴，おむつ交換を手伝ってくれた。Aさんから見て，夫は「思っていた以上に子ども好きな人」だった。

しかし，1日の大半をAさんとBちゃんはマンションの一室で2人だけで向き合って過ごしていた。さらに実姉が帰ったことで，家事・育児の主たる担い手はAさんになった。夫は「無理しなくてもいいから」と言うが，「私は外で仕事をしているわけではないし，家事・育児が私の仕事」と，Aさんが家事負担を減らすことはなかった。

実姉が帰り数日を経た頃より，Bちゃんは突然，頻回にそして長時間にわたり泣くようになった。Bちゃんはぐずり，強い声で泣き，一日中オッパイをくわえるか抱っこされていないと泣き止まない状態となった。
「どうしてこんなにぐずるのでしょうか。ほとほと疲れました。なんだか体もこころもボロボロになった感じです。目の奥がジーンとして頭痛がします。時々耳鳴りもあります。気がつくと，この子が泣いている時，私も一緒になって泣いていました。母として情けないことですが，虐待をする人の気持ちが今ならわかります」「夕方，何だかぼーっとしてしまい，気がつくとBがものすごい勢いで泣いていたんです。何もかも投げ出したくなる一歩手前の状態かもしれません」と，ポロポロ涙を流しながらAさんはこころの内を話した。

Aさんは，出産直後から良い母親でありたいという責任と願いからできる限り1人で頑張ってきた。しかし，分娩時からのさまざまなストレスとそれに伴う睡眠不足が，Aさんを極度の疲労状態へと陥らせていた。

2．産後うつと心身のケア

Aさんの訴えから，産後うつの症状であると推察できた。特にAさんのように初産の場合，慣れない子育てに対し，何もかも1人で頑張ろうとすることでストレスが溜まり，さらに分娩時からの体力的な負担が疲労を増幅させ，これ

が産後うつへの引き金になったと考えられた。このような状況に置かれている母親に対し，看護者が批判や評価をすることなく，暖かい気持ちで傾聴することで母親は安心し，看護者との間に信頼関係を築くことができる。

　Aさんは「母親なのに我慢が足りない」「今の母親はすぐ弱音を吐く」等，母親としてのマイナスの評価をされるのではないかと，当初は不安に感じていたと思われる。

　そこで，Aさんが不本意と感じている「お腹を切って」と分娩時に訴えたことについて「特に珍しいことではなく，多くの人が分娩の際1度は思い，訴えることなのよ」と，Aさんだけが特別な訴えをしたのではないことを説明した。また，それほどのつらい痛みを誰よりも長い時間をAさんは結果的には乗り越えたことを誇りに思って欲しいと伝えた。

　さらに，「今までお一人でよくがんばられましたね。産後1カ月位は体も本調子ではありませんし，授乳も頻回で夜間もゆっくり休めないのに家事もご自分でなさり，どんなにか大変でしたでしょう。Aさんは，Bちゃんのためにママとして精一杯のことをなさっていますよ」と，Aさんに対し共感の気持ちを込めて話した。「そう言っていただけると，うれしいです。主人も主人なりには手伝ってくれたとは思いますが，やはり，私自身，体力的にもう限界だったのかもしれません」Aさんにとって社会的にも母親になるということが，無意識のうちに大きな負担になっていたと考えられる。

　産後うつは，出産後の日常生活のストレスとの関わりが深く子育て中の女性にとって非常に身近なものである。また，母親の精神的症状の特徴から，産後うつの持続と悪化は子どもへの虐待に直結することとして捉えられている。これは，小児の精神保健の観点からも早期発見・対処の対象となり，特に細やかなケアが必要とされている。

　次に，Bちゃんの全身状態の観察と体重測定を行った。凝視，音への反応，反射，四肢の運動等問題なく体温も平熱であった。腹部膨満や皮膚の発赤疹などの異常は見られなかったが，皮膚は全体的に乾燥気味だった。体重は出生時3,100グラム，訪問時の計測では3,480グラムであり，1日の体重増加量が15グラムと増加率が標準以下であった。助産師が訪問する直前まで授乳していたとAさんは話していたが，助産師に抱っこされ一時は落ち着くものの，時おり思い出したようにBちゃんは必死の様相で泣いた。授乳の様子を観察してみたが，Bちゃんは，はじめの1〜2分は静かに吸啜(きゅうてつ)しているものの，授乳途中

から甲高く泣き出した。Aさんは急いでなだめるように反対側のオッパイを含ませるが，同様に途中から泣き出す。それを何度か繰り返すうちにBちゃんは疲れたように乳首をくわえたままうとうとし始めた。離れると直ぐにまた泣き出すので，Aさんは家事をする以外は一日中抱っこと授乳を繰り返していた。排尿は少量ずつ頻回にあるが，排便は2日に1回であった。途中から助産師が抱くが，Bちゃんは落ち着きなく吸い付きたい様子を見せ，そのうち怒ったように泣き出した。「いつもこんな感じなんです」とAさんは不満げに，そして困惑した表情で話した。Aさんの乳房の表面はやや冷たい感触だった。乳管を開通刺激してみるが，射乳は僅かであった。Aさん自身の食欲も落ちてきているということだった。全体的に，母乳分泌の減少が懸念された。

　日頃のAさんの様子をみているご主人はどのように考えているのだろうか。「このままでは君が倒れるのではないか心配だ。とにかく数時間でも熟睡した方がよい。その間，僕がミルクをあげるから」と話しているという。それに対しAさんは，「1度ミルクをあげてしまうとオッパイよりもミルクの方を欲しがるのではないか」と不安を漏らしていた。体重計測の結果を知り，Aさんは驚くとともに，このままでは決して良いわけでないことも理解していた。

　Aさん，Bちゃんの両者にとって最善の方法が何であるかを一緒に考えてみることを促した。そこで，母乳分泌に関する情報として「こころと体が非常に疲れていると，一時的に母乳の分泌が減少することがある。しかし，体調が回復すれば母乳の分泌も増加するので心配要らない」「赤ちゃんは，哺乳ビンよりも温かくて柔らかい，感触の優しいオッパイの方を好むものだから安心して」「良い母乳を豊富に出すための手段として，ミルクを上手く利用してみることはよくあること」などを説明した。そして，Aさんが納得する補足の仕方について共に考えてみた。

　Aさんは，何よりも今は睡眠と休養を確保するためにミルクを補足しても良いのではないかという夫の提案を選択した。また，Aさんが一日中オッパイをくわえさせるか，抱っこしているという生活パターンを変化させることの必要性についても理解していた。

　原因不明の子どもの持続する泣きは，出産後2〜3週頃に出現し，6〜7週頃をピークに2カ月過ぎまで頻繁に認められるといわれている。助産師が訪問した時期は，まさに子どもの泣きが増加する時期と一致する。子どもが泣き止まないことは，世話を行う母親にとって強いストレスとなり，特に初産婦にとっ

て不安感の増強や自信の喪失につながることが懸念されている。今回のAさんの場合，哺乳量の不足による強い空腹感がさらに子どもの泣きを助長し，それへの対応で母の疲労は増強していったと考えられた。その結果，母子の相互性に不協和音が出現したと考えられる。

　訪問の最後に，今後の育児・家事について，夫にどのような協力体制を求めていくか，夫と十分にこころを開いて話し合ってみることを促した。また，Aさんに休養を促す目的で，地域で実施している育児支援家庭訪問事業の家事支援について情報を提供するとともに，再訪問の約束を行いAさん宅を後にした。

3．地域で子育てを

　7日後に再訪問を行った。今回の訪問においてAさんに体調の回復が見られなかった場合，また悪化していた場合は専門医療機関に紹介することをケアプランとして考えていた。

　再会したAさんは，以前に比べやつれた印象が軽減したように見えた。前回の訪問後，Aさんは助産師と会話した内容を夫に話していた。家事量を減らし，しばらくは体を休めることに専念したいと宣言した。「帰宅後と週末は，主人がこの子の面倒をよく見てくれました。夜寝る時に同室だとこの子のことが気になって眠れないだろうと，主人はこの子を連れて別の部屋で寝てくれました。おかげで久しぶりに熟睡できました。昼間はできるだけ母乳にし，よくぐずる夕方と主人の帰宅後にミルクを足してもらい，授乳間隔が空いた時はなるべく横になるようにしています。そのせいか，明け方オッパイの張りが以前より出てきた感じがします」「家事を少し休みたいと宣言したら，夫は毎日食料品を買って帰るようになりました」と近況を語った。頑なだったAさんの気持ちの変化を夫は理解したようだった。Aさん自身，以前に比べ食欲も出て頭痛は軽減したと話した。地域の家事支援サービスへの登録は行ったが，もう少し夫との協力体制を継続していきたいという理由から利用してはいなかった。「いざという時のためにとっておきます」また，今後の育児支援として，地域の託児サービスのファミリーサポート事業，および子ども家庭支援センターの利用について情報を提供した。

　Bちゃんの体重は3,700グラムになっており，1日の体重増加量が30グラムと順調な増加が見られた。以前のように，空腹で泣き続けるといった様子は

見られず，抱っこやあやしで満足げな表情を見せており，抱っこの際は安心したように体全体をこちら側に委ねるようにしていた。

　前回の訪問後に，Bちゃんの1カ月健診が出産病院であった。特に診察上の異常所見は見られなかったが，体重増加がやや不良と指摘された。当初，2週間後の受診予定だったが，地域の助産師が訪問し体重をフォローしているということで2カ月時の受診となった。

　再訪問時，Aさんは何度か「子どもがひどくぐずった時など，他のお母様方はみなさんどうなさっているんですか」等，周囲の子育てに関心を示す問いかけが多くなった。

　Aさんには，子育てについて気軽に相談できる友人や知人が身近にはいなかった。体調の回復後に，Bちゃんと共に出かけられる子育て支援施設の情報も持ち合わせていなかった。妊娠中期まで仕事を続けていたAさんにとって，子育てに関わる地縁は皆無に等しかった。

　そこで，Aさんの自宅から徒歩圏内にある保健センター主催の育児相談・仲間作り事業を紹介した。仲間と出会うことで，Aさんが特別なのではなく多くの母親が情報交換をし合い，試行錯誤しながら最善の方法を探して子育てしている現実を知ることが，Aさんにとって必要であると判断したからである。

4．傍らで傾聴し共に考える

　その後，Aさんからの希望でBちゃんの乳児健診までの間，助産師がAさんの自宅に2回訪問した。助産師は乳房ケアを実施しながら，Aさんの傍らで常に傾聴し評価はせずに共に考える方針を続けた。

　Bちゃんは，順調に成長していった。あやすとよく笑い，喃語の発声も活発に見られた。

　Aさんは，体調の回復とともに精神面での回復も順調に見られた。母乳の分泌も以前より増加してきていた。地域との関わりとして，保健センター主催の育児相談や仲間作り事業にも参加するようになった。しかし，Aさんは元来人一倍頑張ろうとする性格であり，またうつ症状の再発を懸念した結果，地域の医療機関との連携が必要であると判断した。本人の了解を得て保健センターの地区担当の保健師に連絡を取り，Aさんの現在までの経過について報告を行い乳児健診での対面を設定した。

Aさんは,「体調も回復し,最近では徐々に生活のリズムもつき始めてきました。正直な気持ち,自分の中に僅かですが余裕が出来てきて,やっとこころのそこからBのことがかわいいと思えるようになってきました」と語ってくれた。

【参考文献】
・Kitzinger. S：The Crying Baby. Viking Penguin：New York, 1991.
・Lesley A. P.: The New Midwifery. Churchill Livingstone：Edinburgh, 2000.（鈴井江三子訳：新助産学．MCメディカ出版，2002.）
・Mercer R. T：Becoming a Mother. Spring Publishing：New York, 1995.

X 医療的ケアを必要とする子どもの地域支援体制

［池戸美喜・村瀬喜美子］

PART 1 池戸美喜

小さな命の挑戦

1. 試 練

（1）誕 生

　娘のさとみが，世界でも僅かな症例しか報告されていない難病ペナ・ショーカイヤー症候群の疑いがあり，長くても3カ月の命と告げられたのは，誕生から2週間後，5月の連休中でした。街は鮮やかな新緑に彩られ，躍動感があふれて心弾む季節に，毎日 NICU に通いながら，この眩しい日差しを仰ぐこともできないで消えていく小さな命を思うと，往復の電車の中でも涙は止まりませんでした。

　妊娠後期，胎動微弱・羊水過多等の症状で検査入院していましたが，胎児の衰弱が心配され，新生児医療の設備が整った都立病院に母体搬送となりました。息子の出産時とは全く異なる展開に戸惑いましたが，生来楽天的な性格と，第一子出産まで続けた保育士という仕事柄，子どもたちは皆それぞれのペースで成長していくという絶対的な確信の方が勝っていました。それでも帝王切開の末，アプガースコア[注1] 3点の重篤な出生に不安は募るばかりでした。クベースの中で人工呼吸器に頼りながら，体にはたくさんのチューブがつながり，いったいいつになったら外れるのだろう？　と期待よりも恐れを抱きながら過ごしていました。

　NICU では看護師たちがいつも笑顔で接してくれました。どれだけ生きていられるかわからない娘に対し，丁寧に言葉をかけながら清拭し，チューブの先

端にリボンを結んでくれました。また速やかにリハビリ科と連携し，哺乳できなかった娘に口腔マッサージがはじまりました。

　生後半年ほどで小児病棟へ移り，娘のそばで過ごせる時間が増えました。呼吸器をつけない時は抱っこもできましたが，相変わらず綱渡りのような日々が続きました。

　生後1年で気管切開をすることになりました。小さな体にメスを入れることにためらいましたが，娘のためにできることはわずかな選択肢しかありませんでした。気管切開後，呼吸のコントロールがしやすくなり，気管内吸引や注入など，看護師から教わって，少しずつかかわれるようになっていきました。

　呼吸器をはずし酸素のみで過ごせる時は，娘を車椅子に乗せて院内を散歩しました。感情をほとんど見せない娘が，玄関から初めて空を見上げた時，不思議そうにじっと見つめていました。新しい体験が刺激となって，この子の生きる力に還元されるかもしれない……。いろいろな経験をさせてあげたい……と思うようになりました。

（2）家　族

　さとみには1歳半離れた兄の一朗がいます。私が検査入院をしていた頃は実家に，さとみが誕生してからは，緊急一時で保育園に預けていました。NICUはもちろん，小児病棟も15歳以下の子どもは入れないため，息子はずっと妹に会えませんでした。そこで，さとみの洗濯物は病院のランドリーを使わず，持ち帰って自宅で洗濯しました。小さなベビー服を見せて，妹の存在を身近にしたかったのです。

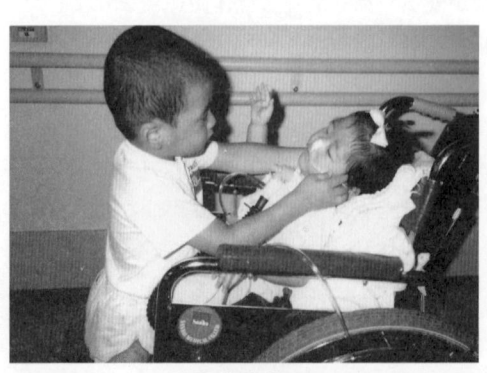

兄と妹の初対面

　一朗とさとみが初めて会えたのは，2年目の夏でした。「さとちゃんがレントゲン室に行く時に，廊下にお兄ちゃんがいても，それは面会とは言わないよね」という主治医の粋な計らいでした。その後休日には一緒に行き，娘を車椅子に乗せて暗い待合室でこっそり

遊びました。時には病院に隣接する公園で、散歩を楽しみました。まだ幼い息子が妹の車椅子を押す姿に、看護師たちも黙って応援してくれました。家族で過ごす束の間の時間を繰り返し、娘にたくさんの経験をさせてあげたい、生まれてきて、生きていてよかったと思ってほしいという私の気持はますます強くなりました。

夫は娘が誕生した頃は大変心配してくれましたが、やがて入院生活が長くなると自身の生活が中心となり、子どもへの思いが食い違うようになりました。困難は予想されましたが、私がしっかりと子どもを育てていこうと気持の区切りをつけて離婚しました。両親にはさらに心配をかけましたが、実家の向かいのアパートで、息子との生活を始めました。

(3) 在宅へ

娘の体調は少しずつ安定してきましたが、痙攣発作や、急に呼吸状態が悪くなることも多く、常時酸素を必要とし、夜間は呼吸器を使用する状態でした。そんなある日、病院のMSW（Medical Social Worker）から「人工呼吸器をつけた子の親の会（バクバクの会）」が総会を開いたという新聞記事を紹介されました。

呼吸器をつけていても退院できる！　それは私にとって大変なショックでした。3歳になろうとする娘の生活をより豊かにしたいと思っても、入院生活は制約も多く仕方ないと諦めていたのです。さっそく入会して、在宅の情報を収集することにしました。

主治医にも報告し、家に帰って一緒に暮らしたいと伝えました。慎重派の主治医も、在宅呼吸管理に一緒に取り組むことになりました。病棟の看護師たちは私の願いを知ると、さらに一層力強い応援団となってくれました。娘の体調は相変わらず一喜一憂の日々でしたが、在宅を視野に改めてケアの手技を習得し、それは娘との絆を深めることにもつながりました。

呼吸器の消毒の手順、酸素ボンベの手配、カニューレやマーゲンチューブなど物品の管理、訪問看護の要請等々。混乱しがちな現場を、MSWが的確に交通整理をしてくれました。同時に地域の保健所にも連絡を入れ、熱心な保健師と一緒に積極的に支援体制作りを考えました。病院の対応と地域での準備、両分野が、さとみの在宅という大きな目標に向かって動き始めました。

(4)「外出」許可で帰宅

　在宅準備を進める中で，さとみの外出訓練も始まりました。自宅までは車で1時間弱の距離がありましたが，吸引器等を用意し，区の福祉タクシーを予約して，外出（帰宅）しました。娘が初めて見る「わが家」で過ごしたのは，本当に短い時間でしたが，私にとっては在宅への自信を深めるものでした。当日幼稚園を休んで待っていた息子は，妹が退院したと勘違いし，また病院に帰るのだと知って泣きました。そんな様子を見て，絶対に一緒に暮らすという決意はさらに強くなりました。

　朝6時前に息子を実家に預け，7時には病院について娘の支度をし，8時に予約した福祉タクシーで帰宅。夕方5時まで自宅で過ごし，再び福祉タクシーで戻るということを繰り返しました。呼吸器を自宅にセットする手続きがなかなか進みませんでしたが，家に帰ると一緒にスーパーに買い物に行ったり，息子の幼稚園の送迎をしたり，地域の方の理解を得ることにつながりました。鼻や喉からチューブが付いている娘を見て，周囲の人は皆驚きましたが，何度も見かけるうちに慣れるのか,気軽に声をかけられることもしばしばありました。こうした地域での温かいまなざしは，その後の在宅生活を充実させました。

　また区の障害児就学前通園施設に相談し，退院を前提としていることで，帰宅時間帯に訪問療育を受けられるようになりました。家族や医療関係者以外で，向き合ってくれる人は，娘にとって初めての経験でした。最初は警戒してなかなか心を開きませんでしたが，少しずつ自分を大切にしてくれる人を理解していったようでした。

(5) 外泊から退院へ

　呼吸器の在宅管理が一段落し，外泊許可が出たのは4歳の初冬でした。いよいよ具体的になった在宅医療のため，地域の支援関係者が一堂に会して，病院でカンファレンスを実施しました。病気や症状，現在の状態など，母親である私から伝えていましたが，主治医が直接伝えることで，より正確に症状を理解し今後留意すべきことも明確になりました。訪問看護事業，地域の保健所，療育関係者，民間の看護師，ボランティアらが集い，地域支援を話し合う様は，家族にとって感動的な光景でした。

　4歳10カ月，初めての外泊訓練を実施しました。当日は主治医が来て業者と呼吸器の設定を最終確認し，ホームドクターや療育関係者と，改めてカンファ

レンスをしました。それまで病院に泊まり込んで夜間のケアも習得し，酸素の管理，呼吸器の操作，吸引の手技など，日常生活は一通りマスターしていましたが，それでも初めて一緒に過ごす息子と娘の寝顔を見ながら，眠れぬ夜を過ごしました。

　なんとか無事に外泊できて，翌日，娘は病院に戻りました。その後，私が帰宅してから，病院に残った娘は涙を流して泣いたそうです。喜怒哀楽をほとんど出さない子でしたので，感情そのものも欠如しているのかもしれないと思っていたのですが，初めて家で一夜を過ごし，目覚めた時に家族がいるという当たり前の一日を体験して，病院生活とは違う自分の居場所に気付いたのでしょう。娘の涙に接した主治医と看護師たちは，その後，退院に向けて全力で応援してくれました。

　外泊，連泊訓練も体験し，約5年間の入院生活を終え，さとみは退院しました。3週間後の5歳の誕生日には，息子の幼稚園時代のママ友達が誕生会の世話をして，たくさんの子どもたちが集まってお祝いしてくれました。病棟の看護師たちから祝電も届き，地域の中で一人の子どもとしての生活が，いよいよ始まりました。

2．挑　戦

(1) 家族の生活

　多くの支援を得ながら，在宅生活が展開されました。毎日人が出入りし，体調管理にも細心の注意を要しましたが，病院と家を往復する日々と比較して，気持の上ではとても落ち着きました。病院では時間で吸引や注入をしましたが，家に帰ってからは娘の生活に合わせられました。朝,息子に支度をさせながら，夜間のみ呼吸器を使用している娘を酸素チューブに切り替え，吸引や注入を行いました。複雑な医療的ケアを伴いながらも，普通の家族の慌ただしい朝の光景と変わりませんでした。

　息子を学校に送り出し，家事が一段落すると散歩に出かけました。近隣の公園でお気に入りの場所を巡ったり，買い物に出かけたり……。スーパーのレジの方とはすっかり顔なじみになり，必ず娘に声をかけてくれました。

　息子が学校から戻ると，時にして友達も大挙して押し寄せ，狭いわが家は大混乱となりました。子どもたちの遠慮しないダイナミックな遊び方は，衛生状

態を管理された入院生活からは想像もできないものでしたが，そこに娘は「障害児」ではなく「妹」として存在していました。私も「障害児の母」ではなく一人の母親として，おやつの用意をしたり大声で叱ったりして，賑やかな子育てを楽しむことができました。

（2）支援チーム

療育施設では，引き続き週3回の訪問に加え，体調の良い時はスクーリングも体験しました。酸素ボンベを持ち歩き，時には吸引もしながら付き添いましたが，娘の心が見る見るうちに溶け広がっていく様子に感動する毎日でした。心が動くと体も自然に動くようで，退院時は支えられて座ることが精一杯だった娘が，安定して自分の体を保ち，座った姿勢で絵本を見たり，ブランコに乗ったりできるようになりました。

月2回の通院は，ボランティアの同行で，外来処方薬や車椅子の介助をたのみました。ボランティアには呼吸器の消毒をする時間帯にも娘と遊んでもらっていました。一緒に絵本を見たり，歌ったりしている間に，私はせっせと呼吸器回路を分解して薬液消毒をしていました。直接医療的ケアにかかわらなくても，近隣の住民として娘をかわいがって下さり，地域での生活を実感しました。

病院からは月2回，在宅療養指導室の看護師が来て，呼吸器のチェックだけでなく，日常の出来事を相談でき，娘が見違えるほど表情豊かになっていく様を主治医に報告してくれました。

訪問看護事業の看護師は週1回訪問，時には留守番看護として，私が通院もできました。保健師の定期的な訪問もあり，組織としての見守りは心強いものでした。

民間の支援団体を通じて知り合った看護師は，最初は個人的な応援でしたが，次第に賛同者が増え，ホームドクターの理解と応援を得て，チームを組めるまでになりました。息子とキャンプに一泊した時や，私自身が検査入院をした時など，複数の方が交代で家に泊まり込んで，強力にバックアップしてくれました。

こうした方々とは定期的にミーティングを開きました。病院からレントゲン写真を借りてホームドクターに診て頂きながら，現在の様子と今後の留意点などを話し合いました。日常生活での体の動かし方などを話すばかりでなく，さまざまな支援者が互いの存在を認識し，連携はますますスムーズになりました。

青空を見ることもかなわず，特定の医療関係者と母親しか知らずに消えてし

まう命と悲嘆した日々を思うと，一人でも多く娘と接してほしい，娘が懸命に生きていることを知ってほしいという気持が常にありました。相談する時は争って気まずい思いが残らないよう，娘の問題を一緒に考えて頂けるようにしました。繰り返し話しながら，理解者になってもらえるよう気を配りました。

　何が必要か，何ができて何ができないのか，一緒に考える人，一緒に行動する人が必要でしたが，相談した方々は皆，各分野で親身になってくれました。役所にも何度も行き相談しましたが，笑顔で手を振ってくれるようになり「ここにも娘の味方がいる」と励まされたものです。養護学校小学部に入学した時，家族と同じように喜んでくれたのは，こうした支援チームの方々でした。

(3) 教育の力

　娘が生きている時間を大切にしたいとの思いから，小学校は養護学校の訪問学級を選びました。先生が自宅に訪問して授業を展開するもので，体調に配慮しながらスクーリングも体験させたいと考えていました。それまで療育施設からの訪問やスクーリングも繰り返していたので，学校でも同じような新しい体験を期待していたのです。

　学校行事ばかりでなく，日常の学校生活を体験させたい。同級生の存在を感じてほしい。そんな願いを担任に伝えましたが，なかなか学校側に届きませんでした。養護学校では医療的ケアの問題に取り組んでいましたが，訪問籍の子は担任の判断に任されている状態でした。

　在籍した養護学校は，スクールバスを利用すると1時間半，直接車で行って約1時間の距離でした。そのため一日を学校で過ごすと交換用の酸素ボンベを用意しなければならず，その置き場所が課題となりました。ケアの全責任は親が負いボンベの交換ももちろんやるので，教師には娘の教育に全力で取り組んでほしい。そうした希望も話しましたが，なかなか気持が伝わらず，自宅内のみの授業に娘も退屈してしまう有様でした。このままではいけないと思いつつも，何をどうす

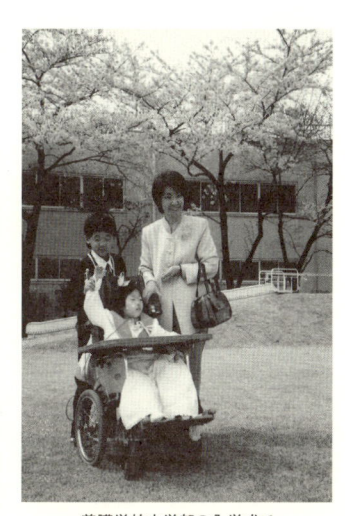

養護学校小学部の入学式で

ればよいのかもわからず，悶々とした日々が続きました。

　そんな様子を見かねて立ち上がったのが，支援チームの方々でした。「学校側と直接話をして，きちんと希望を伝えよう！」保健所の保健師が先頭に立って学校側と日時を交渉し，支援チームの参加を募りました。行き詰った母娘はそれほどまでに心配をかけていたのか，皆が一斉に動き始めました。

　当日，学校側からは校長，教頭をはじめ，担任を含む訪問学級教師，小学部1年生担任教師，保健室の看護師，養護教員が出席し，娘の支援者として，保健所の保健師，訪問看護事業の看護師，保健師，民間の看護師が参加しました。それまで何度も話したことを繰り返し，さらにスタッフからの応援が加わって白熱した展開となり，消極的だった保健室担当者の気持を動かすまでになりました。保護者の言葉では足りない何かが，同じ医療関係者には通じるのかもしれません。予備の酸素ボンベを保健室に置くこと，在宅生活で娘の体調をよく知っているスタッフと母が同行してのスクーリングを認めて頂けました。熱い応援団の存在に驚いた校長先生は「本当はこうした話し合いを，子ども一人ひとりにやっていかなければいけない」と話されていました。

　2年生になって，定期的なスクーリングが本格的に始まり，同級生と過ごす時間が，娘の心を飛躍的に広げ表情も豊かになっていきました。同時に自宅で展開される訪問授業もバラエティに富み，娘の自立心はますます強くなっていきました。

（4）兄の試練

　息子は物心がついた頃から，妹の障害と向き合っていました。家に来るたくさんの方が娘の理解者，支援者でしたから，息子にとってはそれが当り前の生活となっていました。

　ある日，学校から帰って怪訝な顔で「お母さん，ショーガイって悪いことなの？」と聞きました。なにか特別なニュアンスで使われた言葉を聞いたようでした。私は「悪いことでも恥ずかしいことでもないの。でも不便なことはあるから，それが嫌な人もいると思う」と答えました。息子が少しずつ，わが家の特殊な環境と，社会とのギャップに気付いてきたようでした。

　5年生の2学期に入った頃，急に表情が暗くなりました。同級生のお母さんから連絡が入り，息子がいじめのターゲットにされていることを知りました。その少し前に実家をバリアフリーに改築し，3階の祖父母宅の階下に引っ越し

ていましたが，それが妬みの発端になったようでした。最初は「負けるな！」と思って静観していましたが，同級生から「お前の妹，障害児のくせに」という言葉を浴びたとわかった時，私の気持は決まりました。「学校に行くのが辛かったら，休んでいいのよ」その日から，登校拒否が始まりました。

　大人の世界の価値観が子ども社会に投影されていることを考えると，子どもたちを責められません。またそれを諌めることができない教師にも，養護学校で学校側に伝える大変さを経験した私は期待しませんでした。
「人生には我慢しなければならないことと，我慢してはいけないことがある」息子に話しながら，さまざまな場面で我慢をさせてきたことを悔やみ，今こそこの子の理解者，応援団になろうと決心しました。さっそく教育委員会に事情を説明し，隣接区域へ転校手続きをしました。すでに同じような問題で移った友達もいて，息子も気持を一新して通い始め，笑顔が戻りました。転校先の担任は，なぜ体格の良い息子がイジメの対象になったか，不思議がっていました。小規模なその小学校は，ひとクラス十数人という家庭的な校風でした。以前通っていた学校との連合行事では，意図的に息子をリーダー役に任命して，自信回復に努めてくれました。大人の姿を見て子どもは育つ，と改めて痛感させられました。

(5) 祖父と祖母

　両親はさとみに障害があるとわかった時，世界が狭くなることを不憫がっていました。実際には狭くなるどころか，数倍賑やかな生活を展開していましたが，祖父，祖母が温かく孫と接することに変わりはありませんでした。

　医療的ケアがあると，家族総動員でケアをすることが多いようですが，わが家は母と兄の二人だけでした。年取った両親には，孫のケアでハラハラするのではなく，息子と同様，娘にとっても普通のおじいちゃん，おばあちゃんでいてほしいと思っていたからです。

　普通のおじいちゃんであった父が体調を崩したのは，さとみの在宅支援体制も順調に機能してきた頃でした。検査でもなかなか診断がつかない中，私は膵臓に病変があるのではと気付き始めました。その後の早い進行も，その疑いを強めるものでした。

　近隣の大学病院で入院生活が始まりました。日中，私は娘を支援スタッフに任せ，父に付き添いました。病院は完全看護でしたが，息子も登下校の際に必

ず病室に立ち寄り，さみしがり屋の祖父の話し相手になりました。時には娘も一緒に見舞い，娘に会った病院関係者は，家族の考え方を理解し心をこめて看護をしていました。

当時，さとみはスクーリングを繰り返して，刺激的な学校生活を謳歌していました。看護スタッフが同行してケアをしていても，私は最終責任者として別室で待機していました。父の入院でスクーリングに同行することが難しくなり，事情を話して配慮をお願いしました。学校側も既にスタッフとの信頼関係ができて，私は登校に同行すれば，後はスタッフに任せて帰宅できるようになりました。人生最期の大切な時間を娘として父と過ごせたことは，さとみが一人の子どもとして社会に存在できるようになったことの証明でした。

さとみが10歳の時，父は静かに人生を全うしました。通夜，葬儀の間，私は年老いた母を支え，支援スタッフがさとみを支えてくれました。大好きなおじいちゃんを，一人の孫としてお別れすることができたのでした。

(6) 体調の変化

養護学校の先生方は，工夫を凝らして訪問授業を展開していました。退院時無表情だった娘も，はっきりと自己主張するようになり，自分の好きな絵本を取りにハイハイで移動できるようになりました。入院時より継続していたリハビリは，療育施設，学校でも担当者がつき，日常生活のあらゆる場面で効果的に行われました。娘にとっては地域で暮らす家族との生活が，何よりものリハビリでもありました。

痙攣発作など，呼吸状態が不安定になると，24時間呼吸器を使用しながら厳重な看護体制に切り替えて過ごしました。必要な機器類もそろい，ホームドクターは定期的に往診し，疲れたら交替してくれるスタッフがいることも，在宅生活が継続できた大きな理由でした。在宅支援体制も充実し，親子共に生活を楽しみながら順調に過ごしていた13歳の初春，少しずつ酸素飽和濃度の数値が不安定になりました。夜間使用していた呼吸器を，しばらく長時間使用して様子を見ましたが，いつもなら1週間ほどで回復したのが一向に良くならず，ついに久しぶりの入院となりました。

主治医の異動と在宅生活が順調になったことから，自宅近くの都立病院に転院していたので，入院は不安だったのですが，準集中治療室では丁寧なケアがあり，小児科ドクターもチームとなって受けとめてくれました。小児科の看護

師たちも「いずれ私たちがケアしたい」と，準集中治療室に研修に入っていました。
　体調が安定して退院したものの，在宅用人工呼吸器では限度があり，入退院を繰り返すことになりました。3回目の入院の時，数値が安定して来週からは小児科病棟に移ろうと予定されました。訪問授業も再開されるので楽しみにしていたのですが，さとみは既に限界を超えていたのでしょう。7月4日朝，容態が急変し，手厚い処置をして頂きながらも夕刻に臨終を迎えました。
　いつかこのような日が来る，と覚悟はしていましたが，茫然としたままその時を迎えました。霊安室に移された娘に，多くの病院関係者が手を合わせてくれましたが，その時，若いドクターが「この子からたくさんのことを教えられました。会えて本当によかったと思っています」と静かに話してくれました。その言葉こそ，私自身の想いであり，14年2カ月を走り抜いたさとみへの最高の賛辞でした。

（7）娘の宿題

　さとみの母にしてもらって，私自身，たくさんのことを学び，たくさんの方とつながることができ，何よりも強くなりました。娘を見送ってから，しばらくは何も手につかない日々が続きましたが，そんな母の姿を娘は心配したのか，さまざまな偶然が重なって，今私はかつての保育の現場に復帰しています。医療的ケアを含む，障害児の療育相談を受けることも多くなりました。
　子どもたちにとって，暮らしやすい社会とは何だろう。大人が示していかなければいけないことは何だろう。
　娘からの宿題に，答えを探し続けています。

注1）一般に8～10点で正常，4～7点が軽症仮死，0～3点が重症仮死とされる。

PART 2　村瀬喜美子

医療的ケアを必要とする子どもの在宅生活を支える

はじめに

　医療ケアを必要とする子どもの訪問看護の希望が出されてきた。人工呼吸器使用，気管切開施行で，在宅酸素，吸引，経管栄養など医療行為があり，在宅での生活には厳しいものがあるだろうと推測されたが，「家に連れて帰りたい」と思う母親の気持に添うようにと，退院の準備からかかわることになった。在宅生活を継続するには，訪問看護だけでは支えきれないため，関連機関との協力が必須である。他の機関と相互に連携をとり，情報も家族の了解を得て共有しながら，互いに対応できる内容を話し合いながら支援した。障害や医療的ケアを必要とする子どもたちやその家族に勇気と明るさを与えてきたこの事例を通して，看護職をはじめ多種の専門職者は，多くの学びを得ることになった。

1．初めての出会い

　入院中の病室でさとみちゃんと面会，丸顔でぽっちゃりした印象の3歳になったばかりの女の子で，ベッドで昼寝中であった。出産時から入院しているので，母親は退院することに大きな期待を抱いている感じで，明るくしっかり受け応えをしてくれた。

2．退院準備としての主治医連絡

　退院準備として，主治医からは以下のような連絡があった。

(1) 医療的な問題点
- 呼吸状態が安定しないため，気管切開をしていて，酸素の持続使用が必要である。酸素使用のみで帰宅予定だったが，人工呼吸器と酸素使用で退院となりそうである。

- 栄養面としては，ペースト状の食事2回とミルク4回で，体重は維持しているが，栄養面で不足の心配がある。経口での食事では，誤嚥の心配あり。
- 気管切開部に肉芽ができることあり，特注のカニューレを使用している。

(2) 退院に向けて
- 在宅用の人工呼吸器，パルスオキシメーター（血中酸素濃度を測定する）の準備中。
- 経管栄養チューブの操作，吸引，気管カニューレの交換は，母親ができるが，医療機器の熟知はこれからである。
- 帰宅への展望ができてから外泊訓練を開始する。母親の在宅希望が強いと判断していた。

(3) さとみちゃんのこと
- 言葉は出ていないが，拒否的な表現はする。
- 本が好きで，見て笑顔になる。手で本を持つ。
- リハビリ等により，お座り・寝返りができるようになったが，日常生活は全介助である。

3. さとみちゃんの外出訓練

　病院のみで生活してきたさとみちゃんにとって，自宅への外出は大変だったと，後に母親から聞いて知った。まず，病院の庭に出て外の空気や雰囲気に慣らす散歩から開始しなくてはならなかった。それは，長い道のりの始まりで，ほとんど母親の仕事となるわけで，地道な努力の連続だったと思われる。

　呼吸状態の安定で，昼間呼吸器を外せる時間ができ，車椅子で散歩に出られるようになった。「初めての散歩で，"春のさわやかなそよ風"なのに，さとみちゃんは息ができなくなってしまって」と話された。いわゆるとてもいい気候の日，さわやかな風なのに，呼吸機能の弱い彼女には，大きく吹き抜ける風に感じられたのであろう。外気浴もしたことが無く，一定温度の病室のみで生活していて，風が吹くという体験もないと過酷な散歩になってしまうことを気づかせてくれた。私たちは，普通に生活していると，風の微弱な流れや，太陽の光のまぶしさや，地球に重力があることさえも忘れている。しかし，障害があ

り，特に寝たきりの状態が長いと，それはとてつもなく大きな力となって襲いかかってくるような感じなのかもしれない。家庭に帰ってどんな生活をするのか忘れがちだが，そんな小さな出来事でも予測することの重要性を感じ，在宅療育について考えさせられた。

4．長期入院と家族

　小児科病棟では，入院中に子どもの面会はお断りのことが多い。きょうだいでも，会わせてもらえない。さとみちゃんのように出産してすぐ入院してしまうと，病棟以外の子どもとの交流は全く無い。
　そこで，4歳の兄にとって，妹の存在は聞いて，知っていても，どんな顔をしてどういう状況にあるのか，わからない日々が続いていたはずである。
　長期入院をしている子どもがいる場合，その子抜きでの生活が長く続くために，その子の存在する場所が家庭の中になくなってしまうことがある。退院してきても困るという家庭もあり，今さら一緒に生活はできないし医療行為が多ければなおさら，病院で見るべきだとの意見も聞かれる。また，身近で子どもと接していないために，愛情が希薄になってしまい，わが子でありながらかわいいと感じられないことに，苦悩する母親もいる。しかし，時間をかけて，接触することから母子の相互作用は育まれると感じる事例は多い。
　さとみちゃんの場合，病棟から出る機会をつくり，さらに兄が散歩に同行するようにしたが，これは母親の意図的な努力でもあった。そこに兄と妹の交流が生まれ，自然に，家庭で一緒に生活しようという気持になった。妹との関係が成立していないことに気づいた母親が，上手に兄に気付かせて家族のきずな作りをして，問題を克服していった。

5．入院中のさとみちゃんと面会

　3歳5カ月になるさとみちゃんは，病室で車椅子に座って昼食を食べていた。母親が食べさせていたが，ペースト状のものを良く食べるという印象だった。しかし，見知らぬわれわれを見てうれしそうな顔をしてはもらえなかった。障害のある子は知らない人を見ても表情を変えないことも多いし，あるいは，拒否や緊張をしてしまうことも多い。彼女もあまりいい表情をしてくれないが，

きっと慣れていないのか，病院生活が長く不快な体験を重ねてきている結果かもしれない。

初めての自宅外出について母親は，車中では，外の風景を喜んで見ているようにみえた，本人は平気で元気だった，これからもどんどん外出させ早く退院させたいと話した。

《外出時の様子》
- 病院職員やボランティアの同行で実施した。
- 自宅では，遊び，離乳食を食べ，昼寝をした。バイタルサイン良好で顔色も良かった。
- ハイハイはちょっとできる。寝返りでき，お座りはカーペット上で長時間できる。
- 退院への準備として，医療機器や物品のリストアップをする。管理はまだ不十分。
- 母親は自信がついてきている様子である。

6．外泊訓練中の家庭訪問

宿泊訓練は，院内の個室で職員がかかわらないで母子で過ごし，母親一人で医療ケアを行い，緊急時だけ，職員を呼ぶという設定で実施される。問題なく過ごせて，自信が持てたらいよいよ実際の外泊となる。さらに，病状が安定し，すべての在宅準備が整い，家族が家庭で実施する医療的ケアをマスターし，救急時の対応をどうするか話し合えた状況で退院となる。さとみちゃんの退院は，希望が出されてから，1年半近くを要した。

退院の目途がつき，数日間の外泊をしている4歳のさとみちゃんに会った。病院では見られなかった素敵な笑顔で，座っていた。そして，自分の意志で好きな所へ動いて行き得意そうな様子だった。ベッドで寝ている時や，車椅子に乗っていた時から考えると，想像できない状況で，環境の変化が運動の能力や意欲を引き出すさまに感激した。それも在宅酸素のチューブを長くするというちょっとした工夫がそれを可能としていた。ハイハイしたりいざったり，自由に動き回って，病院の小さなベッドの中では考えられないような動きであり，表情も明るく元気に生活している姿に，「家庭の良さはここだ！」と感じさせられた。つらい思いをしてきた病院を離れて，広々として苦痛の無いこの部屋，

きっと安心と愛情に包まれて，今までじっとしていた成長の芽が伸びてきたのだと確信するとともに，これは重要なことだと感じさせられた。

《母親から訪問看護への希望》
- 受診援助：退院当初は心配なので，看護師に同行してほしい（ボランティアに移行へ）。
- 留守番看護：兄の学校行事などに参加したい（兄の入学式の時は有料で民間看護師に依頼）。
- 散歩や外出の介助をしてほしい。

7. もうすぐ退院，そして訪問看護の開始

(1) 病院における関係機関連絡会

在宅支援関係者がさとみちゃんの状況を共通理解できることを目的として開催した。医師，病棟と在宅療養室の看護師，ケースワーカーが病院から参加，他の支援機関より看護師，保健師，保母などが参加し，母親と一緒に退院後について最終の打ち合わせをした。今後の方針は，各機関と連携をとりながら，より良い家庭生活が送れるように援助することであり，以下の事項が決められた。

- 病院：2週間後退院し，通院は週1回（受診とリハビリ）とする。落ち着いたら2週毎に。看護師の訪問は，主に呼吸器等の機器の点検と指導である。
- 地域保健所：地域で各機関の連携を図り，発達の場作りをしてゆくことを目的とする。
- 通園施設：道具，姿勢，遊ばせ方など訪問指導する。慣れたらスクーリングも実施する。
- 訪問看護事業：週1回の訪問看護に入る。主治医より医療ケアの指示書を受けての医療ケア，および，生活，遊び，外出の支援をする。
- 民間訪問看護師：地域支援の範囲で受けられない時間帯（土・日曜日・休日や夜間）や支援内容を提供する。
- ボランティア：消毒物品が多いので協力を得る。各々の都合のいい時間帯で来てもらい，外出へ向けても支援を得る。
- ホームドクター：風邪や軽い症状等で，病院まで行く必要がない時，受診や往診を依頼できる。病院の主治医と連携をとって対応し，日常の生活の指導

や相談に応じる。

(2) 定例訪問看護の開始
- 目標：呼吸管理，QOL の向上のための支援をする。母親支援。療育と発達の援助。
- 看護支援内容：一般状態のチェック，運動機能や呼吸に関してのリハビリ，水分の注入，受診や外出援助，留守番看護，遊びとして本を読む・音楽など。

8. 在宅での状況

(1) ホームドクターへの受診援助
　車椅子に酸素ボンベを乗せて，すぐ近くなのにたくさんの荷物を持ち，酸素を流し，少し町内を散歩しながら，受診をした。少し風邪気味だったが，調子は良くなっていた。軽い病状の時は，近くで治療や相談ができ，在宅生活の大きな安心感になる。

(2) 通園施設より保母訪問の様子
　挨拶の歌で始まる，声は出ないが進行の過程を覚えている。音楽にはリズムをとる。紙芝居は好みの物や場面がある。はじめは物を手で触るのを嫌がっていたが，さわれるようになった。小麦粘土や紙類など口に持って行こうとし，口での感触を確かめる。自分のやりたいことを要求する。挨拶で終了するが，片付けると，もっともっとと次々要求する。
　保育と看護の関係者で連絡会を持ち，本児が遊びを通して喜ぶ姿を手がかりに，看護にも遊びの要素を入れると，発達を促し緊張感を和らげることできることが確認された。

(3) 通園施設で卒園前の関係機関連絡会
　卒園して入学となるが，通園施設の職員を中心に，通園を通しての発達を受け継いでほしいとの思いから，病院，保健所，訪問看護，ボランティアが参加して開催された。目的は，関係者相互の理解を深めより良い支援をすることである。各々の担当者が，発達の状況，身体的問題などを報告した。
　つま先立ちや立とうとする力を続けて残していってほしい。運動では鉄棒に

ぶら下がるのを喜ぶ。検査入院では自分の場ではないと嫌がる。外出は外の景色を楽しんでいる。母親がいつもついていなくてもいいようにしていきたい。母親は積極的に地域に溶け込んでいる。自宅の階段の昇降用椅子を取り付けた等々の意見があがった。保健所が各機関の連携の中心となり，ネットワークをつくり，交流や意見交換の場をもち同じ方向性で，家庭生活の支援をしていくことを決めた。

　その後も連絡会は，必要な事項が各機関で生じた時，担当者の交代や，問題や気になる変動があった時に実施された。

9. 小学校での状況

　養護学校の訪問席に決まり，担任教諭の訪問が始まり，さとみちゃんの能力を見出す授業が行なわれ，さとみちゃんは，自分を表現できるようになってきた。ある時絵本を読んだが，読み終わって次の本に移ろうとして，機嫌をそこねてしまった。同じ本を読んでほしかったのだ。結果同じ本を何度も読むことになってしまった。自分のお気に入りの本があり，自分の意志でそれを伝えられるように成長したのであった。

　また，近くの小学校にも，顔を出せる機会ができた。先に入学していた兄が，「今度妹が入学するから，お願いします」と，校長先生に頼みに行ったと母親から聞いた。母親も発達上良いことと考え，区と交渉し，週1回，1時間程交流することになった。散歩もかねて出かけたが，学校では，元気な児童が車椅子の周りに集まって，声をかけてくれた，するとさとみちゃんもうれしそうにしていた。養護学校のスクーリングの回数が増えてやめたが，良い刺激になっていた。

　学校は，精神的な成長を促した。だんだん自己主張をして，訪問者や出会う人で，自分の気持を分かってくれない，つまり押しつけたがる人には心を開かないこともあった。笑顔なしで,過酷な時間だと無言で訴えているようだった。敏感で，言葉でない訴えを全身で表現し，わかってほしいと言う気持が伝わって来た。心から接することが重要で，真剣に取り組めば，伝わるものがあるということを学んだ。

　在宅移行後，検査やカニューレのサイズ確認や痙攣のために，時々短期入院はあったが，その後在宅生活は順調になった。

10. きょうだい支援

　母親は兄がつらい思いをしている時にすぐに気付いてあげられなかったと自分を責めていた。障害児の兄であることからいじめにあってしまったが，その時の同級生が大人になって，「あの時手を差し伸べられなかったことをずっと後悔していた」と話しかけてくれたと言う。いじめを受ける方は当然であるが，その時近くにいた他の子どもたち自身の心にも傷が残ってしまうことを思うと，教育や育児に携わる専門職者の対応が今後の課題である。

　病気や障害のある子が家庭にいるとつい，そちらばかりに気が向いてしまい，元気な子が犠牲になってしまうこともある。また，いい子にしていると，そのままになりがちである。心細く，不安で，自分が愛されていないと思い，落ち込んでしまう場合もある。子どもは母親には，運動会や参観日などに来てほしい。でも，我慢する。心の中では，自分は可愛がられていないと感じて人間不信となり，成長に悪影響や，社会的不適合に陥る心配もある。きょうだいの支援のためには，母親に健康な子の気持を代弁し伝え，学校行事などに参加できるように支援していくことも重要であろう。

11. 祖父や祖母の世話

　母親はさとみちゃんの世話をしながら，病気の祖父の看取りの介護をして，大変な日々が続いたはずである。母親は自分の体調を崩しても，親にも子にも両方に力をつくしていた。祖母も高齢のため骨粗しょう症の心配もあり，毎日張り詰めた生活の日々が続き，蓄積疲労や体調を崩すことも出てきた。母親の体調の悪化で介護力が低下すると，即，子どもの体力の低下や病気につながってしまいがちであるが，家族や支援者の協力と，母親の精神力で乗り越える事ができた。

　子どもの世話をしながら，親の介護をすることはかなり厳しい。支援者は，介護者の苦痛や疲労を和らげ，負担が大きすぎないように支え，話し合い，適切な時期に，的確なアドバイスをしなくてはならない。

12. 入院により訪問看護は待機に

　障害のある子どもの場合，成長とともに痙攣発作が増え，年齢ととともに側弯が進行するリスクが大きいと一般にいわれている．また，人工呼吸器をつけた状態では，思春期を迎えた頃に病状が不安定になり易い．

　さとみちゃんも養護学校中等部に入学する前後から痙攣が増えてきて，大発作もあり，夜間の痙攣も見られるようになった．体温調節もうまくいかず1年中エアコンが必要となってきた．そのため，特に感染防止や異常の早期発見を看護目標とし，一般状態の観察，呼吸管理，側弯進行防止などを主要な看護内容としたが，長期入院となってしまった．その後在宅になって訪問看護の再開できる日を待ったが，それは叶えられなかった．

　残った家族は，ここで大きな衝撃を受けて虚脱状態になり，その後どう立ち直っていくかが気がかりだったが——さとみちゃんは，精一杯自分を主張して生きていた．生まれてよかったと思ったであろうし，皆にもその幸せを分け与えてくれた．何より家族の愛情をいっぱい受けられ，いろんな人たちにも会えた——家族の幸せを思いつつ，在宅支援は終了となった．

第2部
乳幼児精神保健のプロフェッショナルを育てる

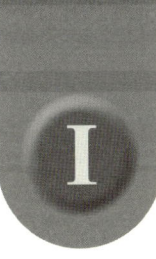

I 米国の乳幼児精神保健のプロフェッショナル

[廣瀬たい子]

1. Selma Fraiberg と WAIMH

　米国の乳幼児精神保健のパイオニアとして最初に名前が挙げられるのは，Selma Fraiberg(1918〜1981)であろう[1]。1958年に出版されたFraibergの"The Magic Years"は，乳幼児の発達に多くの人々の関心を引き，15年間に100万冊以上が売れたという。Fraibergはソーシャルワーカーであり，精神分析家であった。彼女はさまざまな専門領域の同僚たちと共に，子どもの発達を精神分析と統合し，乳幼児期の科学的な研究に取り組み，1972年，家庭訪問によって妊娠した思春期の母親を支援するプログラムをミシガン大学に設立した。当初，このプログラムに参加した専門家は，ソーシャルワーカー，心理士，看護師，精神科医であったが，今日では，この活動に関わる専門職は拡大し，幼児教育，作業療法，理学療法の教育・養成課程にも乳幼児精神保健のトレーニングが含まれているという。乳幼児精神保健ではじめて専門的で学問的な領域として組織が形成されたのは，1977年に誕生した，ミシガン乳幼児精神保健学会 The Michigan Association for Infant Mental Health（MiAIMH）であったという。その後に，世界乳幼児精神医学会 World Association for Infant Psychiatry and Allied Disciplines（WAIPAD）とMiAIMHが融合し，現在の世界乳幼児精神保健学会 The World Association for Infant Mental Health（WAIMH）が1992年に誕生した。WAIMHには，精神医学のみでなく，多くの関連領域の専門家が参加し，きわめて学際的で科学的な組織となった[2]。WAIMH設立の一端

を担っていたのが,米国における乳幼児精神保健であった。米国において,最初に乳幼児精神保健を全米の専門家に普及させるために行ったことは,1日のワークショップであったという。そこには80名が参加し,とても熱心なワークショップを開催できたことから,1976年には,2日間の学会がミシガン州アナーバーで開催された。この学会は乳幼児精神保健トレーニングの主催組織となったのである。その後12年間,WAIMHの構成組織として,多くの州が加盟し,さらには,メキシコ,カナダ,オーストラリア,ギリシャ,フランス,ロシア,英国,オランダ,ドイツ,オーストリア,スイス,フィンランド,イタリア,南アフリカ,ルクセンブルクが加盟した。現在では,米国および欧州数カ国の国々が乳幼児精神保健およびWAIMHにおいてリーダーシップをとっており,その本部は米国ミシガン大学にある。

WAIMHの目標の中には,以下のような専門家養成・教育が含まれている[1]。

- 後の正常な精神病理学的な発達に関わる乳幼児期における情緒発達の影響の教育,研究,学習を促進する。
- 乳幼児の親,家族,その他の養育者の精神保健の研究や学習を促進する。
- 乳幼児期の精神障害のケア,介入,予防について科学的な根拠に基づいたプログラムの開発を促進する。

このように,現在では,WAIMHが世界最大の学術組織として,乳幼児精神保健の実践・研究のみでなく,実践・研究を担う人材の教育・訓練にも大きな役割を果たしている。

2. Zero to Three と乳幼児精神保健

WAIMHと並んで,米国の乳幼児精神保健において重要な役割を果たしているZero to Threeは,全国的な非営利組織である。Zero to Threeについては,序章で紹介したが,ここで少し説明を加える[3]。このZero to Threeは,National Center for Infants, Toddlers, and Familiesをさし,早期ヘッドスタート全国情報・資源センター Early Head Start National Resource Center,訓練サービスセンター Center for Training Services,政策センター Policy Center,育児情報・資源 Parenting Resources の部門を持ち,乳幼児精神保健,成長発達,

育児に関する研究，教育，出版，政策，啓蒙等の活動を集約し，かつ伝播するという全国組織である[4]。しかし，すべての州が加盟・提携関係を有しているわけではない。そこがアメリカ合衆国の特徴・特質でもあろう。

　1970年代はじめに，Stanley Greenspan, Serena Wieder, Bob Nover, Alicia Lieberman, Reginald Lourie という，米国における乳幼児精神保健を生み，育てた，そうそうたるメンバーによって，国立精神衛生研究所（National Institute of Mental Health：NIH）に，臨床乳幼児発達プログラム Clinical Infant Development Program(CIDP)が1970年代初頭に設立されたことが発端となり，1974年には，Lourie が，乳幼児精神保健の小さな研究会を発足させた。この研究会が後に Zero to Three に発展した。設立委員会メンバーには，T. Berry Brazelton, Selma Fraiberg, J. Ronald Lally, Bernard Levy, Robert Nover, Sally Provence, Julious Richmond, Albert Solnit, Peter Neubauer, Leon Yarrow といった，米国における一流の乳幼児研究の専門家達を含んでいた。Zero to Three の使命は，乳幼児に関する新しい知識を広め，より良い政策や実践を推進し，多くの人々に優れた研究や実践を伝え，訓練・技術的補助・指導力の育成をすることであり，今日も米国において重要な役割を果たしている。

　さて，Zero to Three と提携した，乳幼児精神保健の実践者，指導者を養成するための訓練センターである乳幼児精神保健訓練センター Infant Mental Health Training Center が15州（アリゾナ，カリフォルニア，コロラド，コネチカット，ワシントンDC，フロリダ，イリノイ，ルイジアナ，マサチューセッツ，ミシガン，ミネソタ，ニュージャージー，ニューヨーク，オレゴン，ワシントン）に，28カ所ある。大学や病院に付設されているもの，独立した研究所であるもの等々があるが，大学に付設されているものが最も多く，研究と教育・実践が同時に行われているようである。それらのセンターの中から，ワシントン大学看護学部および人間発達・障害センター（the Center for Human Development and Disability：CHDD）と提携して運営されているワシントン大学の乳幼児精神保健・発達センター the Center on Infant Mental Health and Development（CIMHD）を紹介する[5]。

　CIMHD は，現在ワシントン大学看護学部名誉教授 Kathryn Barnard が設立した，乳幼児精神保健と発達に関する研究，教育・訓練，政策提言を旨とする研究所である。教育・訓練部門である，卒後認定プログラム（the Graduate Certificate Program）は，2001～2006年の間に42名の修了者を出した。42名の背景は，看護学，ソーシャルワーク，心理学，教育学等さまざまで，それらの

学問的背景とこれまでの実践経験を乳幼児精神保健の専門知識の修得に活用し，新たな専門性を培い，乳幼児精神保健スペシャリストとして，乳幼児とその家族の well-being を支援，促進する活動を行っている。また，2007 年 6 月から，担当専門家が欠員となっているが，乳幼児政策への提言や乳幼児とその家族の擁護を専門とする部門である CIMHD の政策とアドボカシー部門 Policy and Advocacy at CIMHD を持っている。

現在では，ホームページ上に情報を提供するだけの活動を行っているようである。このセンターの最大部門は臨床研究であり，いくつもの臨床研究に取り組んでおり，この研究成果は，専門家養成に活用されているようである。

3．多様な乳幼児精神保健プロフェッショナル養成

ワシントン大学看護学部と提携したプログラムで，乳幼児精神保健と深く関わる NCAST － AVENUW [6] は，NCAST (Nursing Child Assessment Satellite Training) [7,8] と呼ばれる，乳幼児とその養育者の相互作用の質をアセスメントする尺度の使用方法の訓練をするコースと，NCAST 訓練プログラムのインストラクター養成コースを持ち，看護師，保健師，ソーシャルワーカー，幼児教育者，理学・作業療法士，心理士，精神科医，小児科医等の専門家を受講生として受け入れている。また，米国のみでなく，多くの国からの参加者を受け入れている。このプログラムも，NCAST 尺度の使用方法や NCAST 尺度使用法を教えることのできるインストラクターを養成することを通して，乳幼児精神保健のプロフェッショナル養成の一端を担っている。近年では妊娠中からの精神保健や親子の関係性形成の保健プログラム集も乳幼児の専門家に提供している。

米国では，民間・研究者レベルでさまざまのプロフェッショナル養成を行い，その教育・養成の質を競っているかのようにも見える。その理由のひとつとして，国がすべてを統括し，すべての国民になべて等しく，等質のサービスを提供するシステムが米国には存在しないことが大きな理由のように思われる。本書で鈴木と大橋が欧州，特にフィンランドの育児支援サービスシステムについて紹介しているが，フィンランドでは，国がすべてのサービスを保障し，平等かつ均質のサービスをすべての国民に提供している。その費用も個人が負担する必要はなく，すべて国の負担である。そのような制度が確立されている中で，

欧州早期促進プロジェクト (European Early Promotion Project：EEPP) が実施された[9),10)]。このプロジェクトを遂行する推進・実働要員としての保健師のスキルアップのための現任教育が17週間にわたって実施され，乳幼児精神保健活動が展開された。詳細については，次の，「欧州の乳幼児精神保健のプロフェッショナル」(p. 113) にまかせたい。ここでは，それとは対照的な米国の育児支援サービスシステムのうち，低出生体重児の育児支援について，廣瀬らの調査に基づいて述べる。

廣瀬と寺本は2003年に，ワシントン州とコロラド州を訪問し，低出生体重児とその家族への支援システムと実際について調査を行った[11),12)]。両州とも公的システム，民間システムを併せ持ち，さまざまな育児支援が行われ，育児支援を実施するための現任教育のありかたもさまざまであった。まず，ワシントン州に雇用されている保健師の教育であるが，NCAST講習会の受講は勤務扱いになる制度を持ち，すべての保健師に受講が推奨されている。また，調査のため訪問したワシントン州北部のスノホミッシュ郡[13)]の地域保健部 Community Health Division では，次節で紹介されている看護師－家族パートナーシッププログラム Nurse-Family Partnership (以下，NFPとする) プログラムを使い Best Biginnings と名付けられた予防的育児支援を行っているため，保健師に NFP の講習を受けさせているとのことであった。また，ワシントン大学医学部の医療センターには，低出生体重児のフォローアップ・プログラムがあり，このプログラムは低出生体重児のフォローアップを行うだけでなく，それを通じた専門家の訓練をするための財源を獲得して運営されている。このプログラムに関わっている専門家は，看護職以外の小児科医，理学・作業療法士，心理士等であるという。最後に民間でユニークな，低出生体重児や重症新生児の虐待予防のための活動を報告する。ワシントン州西部に位置するタコマ市の Mary Bridge Children's Hospital は，虐待予防プログラムを持ち，ハイリスクの母子を NICU 退院後も家庭訪問によって支援する，STEEP (Steps Toward Easy and Enjoyable Program)[14)] に基づく Mary Bridge Parenting Partnership という育児支援プログラムを持っている[15)]。家庭訪問を主に行うソーシャルワーカーは，STEEP の訓練を受け，そのプログラムにそって活動している。

次いで，コロラド州には，次節で紹介している NFP Project の創始者である David Olds がコロラド大学で教授として活躍しており，NFP の本部ともいうべき組織が存在している。なお，NFP とそのプロフェッショナル養成につ

いては，後述されている。ここでは，米国で最も古い歴史を持つ訪問看護協会 (Visiting Nurse Association : VNA) を紹介する。この組織は NPO であり，医療機関に長く入院できない米国特有の医療事情を補う役割を果たしているようであった。VNA で働くスタッフは，看護師，理学・作業療法士，呼吸療法士等で，病院の医師と連絡をとりながら在宅医療・ケアを提供しているようであった。こうしたプロフェッショナルの現任教育は，ほとんどが自己負担で，個人が休みを取り，費用を負担して必要な継続教育を受けているとのことであった。したがって，教育を受けるか否かは，本人任せということになる。

　以上，米国では国・州が管轄する乳幼児精神保健プロフェッショナル教育・養成は非常に少なく，多くは研究者が開発した多種多様のプログラムを民間組織が選択・採択して地域の乳幼児精神保健活動に利用しているようである。その中でも，際だった成果を上げ，多くの州や地域で採用されている NFP について，もう少し詳しく述べることとする。

4．NFP プログラムとプロフェッショナル

　NFP は，心理学者 David Olds が 1977 年に，ニューヨーク州，エルミラ市 (2007 年人口 30,940 名) [16] において始めた介入研究プロジェクトの名称である。この研究プロジェクトはその後，全米に広がり，米国最大のプロジェクトといっても過言ではないだろう。米国では，毎年 60 万人の低所得層の女性が妊娠し，「はじめての子ども」の母親になるという。このような母親と子どもがより良い将来，well-being を形成できるよう，特別に訓練を受けた看護師（保健師）が家庭訪問を行い，妊娠中から子どもが 2 歳になるまで支援をする介入研究を実施した [17]。彼のプロジェクトは，無作為割り付け法，コントロール群を用いた実験的方法論に基づいた科学的研究により成果を明らかにした。エルミラプロジェクトの成功がきっかけとなり，多くの州に NFP プログラムが採用され，現在もその数は拡大されている。NFP は，ハイリスクの母親に妊娠中から，保健師が支援を行い，子どもが 2 歳まで支援を継続することから，乳幼児精神保健そのものであり，それを実施するのが特別の訓練を受けた保健師であることから，プロフェッショナルの養成も行っているわけである。そのような理由から，ここで紹介したい。

　支援の介入訓練を受けた保健師は，最大 25 ケースを担当し，妊娠後期から

家庭訪問を開始する。家庭訪問では，健康アセスメント，教育，カウンセリング，出産前後のケアや育児等のケース・マネジメント・サービスや，地域やさまざまな機関からの社会福祉サービスが受けられるように支援する。2003年時には，年間6,000万ドル（約72億円）の予算をかけて，22州の1万2,200人以上の母親がNFPの支援を受けたという[18]。

　もう少し詳しくNFPについて説明するため，研究の一部を紹介する[19]。研究対象の多くは，低所得で，未婚，10代，初めて出産する母親であった。保健師は，無作為に介入群に割り付けられた母親を妊娠中には，平均9回（0～16回），出生から2歳までには，平均23回（0～59回）の家庭訪問を行い，望ましい健康行動，育児の方法を教え，母親の人間的な成長を促進する（家族計画，教育の修了，就職）援助を行った。15年後の追跡調査の結果，介入群の，保健師からの支援を受けた母親の子どもと支援を受けなかったコントロール群の子どもを比較すると，逮捕率が59％低く，虐待・ネグレクトの発生が48％低く，有罪判決や保護観察期間違反が57％低く，たばことアルコール常用率が低い等の効果が報告され，介入群の母親は，逮捕率が61％低く，有罪判決を受ける率が72％低く，生活保護を受ける率が30％低く，次子の出産が19％低い効果が報告されている。

　このような効果を得るためには，支援を提供する保健師の教育・訓練が重要な鍵となるが，その訓練プログラムは次のようであるという。はじめに，デンバーで5日間の集中講習を受けるが，講習の主な内容は，NFPの概要と，出生前および出生後6週間の理解である。

　集中講習を修了すると，NFPプログラムを始めてから3～4カ月後に，デンバー予防研究センター Denver Prevention Research Center のスタッフが保健師が仕事をしている地域を訪問し，2日間のフォローアップと技術指導を現地で行う。この時には，乳幼児の家庭訪問のプロトコールと育児教育のパートナー Partners in Parenting Education（PIPE）の指導が中心となる。最後の2日間の現地指導は，NFPプログラム開始後8～9カ月後である。バヴォレク育成プログラム Bavolek Nurturing Program と母親の人生設計を援助する方法に関する指導が中心となる[20]。

　このようなプロフェショナル養成プログラムによって育てられた保健師は増え続け，2007年現在で，22州，280郡においてNFPプログラムに従事し，妊娠16週から2歳まで，平均64回の家庭訪問を実施しているという[21]。

5. 法律家を対象とした乳幼児精神保健プロフェッショナルの養成

　プロフェッショナル養成・再教育の拡大ともいうべき最近の動きを最後に紹介する[22,23]。乳幼児精神保健の推進をはかり，乳幼児の well-being を保障するためには，児童虐待やネグレクトの予防が重要であると同時に，すでに起こってしまった虐待やネグレクトにどのように対応し，乳幼児の成長発達を取り戻し，well-being を保障するかということも重要な対策である。

　特に，乳幼児期は脳の成長発達が後のどの発達段階よりも著しく，生後早期の関係性は，赤ちゃんの脳が，成長後に心理・社会的に豊かな well-being を実現するか，もしくは孤独で不幸な人生をもたらすかを決定することがわかってきている。不適切な養育を受けた赤ちゃんは，後に学業の失敗や思春期に犯罪行為を起こしたり，他のさまざまな発達上の問題を持つリスクが非常に高いことが明らかにされている。したがって，児童虐待やネグレクトを発見し，子どもを救出し，親の親権を剥奪し，法的制裁を加えるだけでは子どものこころと成長発達の問題を解消することにはつながらない。

　虐待やネグレクトにあった子どもはしばしば，里子に出され，養父母に育てられる転帰をとることが多いが，それがまた深刻な問題を引き起こしている。たとえば，ネブラスカ州オマハ市における 2006 年 2 月の統計によると，オマハ市のあるダグラス郡では虐待やネグレクトのために 1,198 人の子どもが親から引き離されており，34％が 6 歳以下で，そのうち 5％の子どもは 6 回以上の措置変更（施設や里親が替わる）を経験しているという。子どもを，まるで不具合な部品を交換するかのように，あちこち転がすような措置を決定するのは主に法廷である。そこで，法廷の実務者である判事や弁護士が，子ども，特に乳幼児の発達や親子関係，虐待やネグレクトが子どものこころや身体に及ぼす影響などについての理解が必要となるが，現実には単に法律に基づいた審判がなされることが多い。そこで，法廷の専門家に，乳幼児の成長発達やこころの問題，家族との関係性や愛着についての理解をはかる必要性が認識されるようになった。

　アメリカ合衆国法律家協会（the American Bar Association：ABA）は，乳幼児とその家族の法的審理を担当する法律家の知識やスキルを向上するための教材や講習，支援を提供するプロジェクトを持っているし，Zero to Three Policy

Centerは，研究に基づいた無党派のプログラムを用意し，地域や州・国家レベルの政策立案者に乳幼児精神保健の問題への対策の理解をはかっている。さらに，若手法律家部門のプログラムである，児童と法律に関するABAセンター (the ABA Center on Children and the Law) では，法律や司法，知識，実践，公共政策の改善を通して子どもの生活を改善するためのプログラムを提供している。このような動きは最近特に活発化し，モデル・プロジェクトのひとつである乳幼児マルトリートメントのための法廷チームCourt Teams for Maltreated Infants and Toddlersの端緒は，フロリダ州マイアミ市の判事Cindy Ledermanが，彼女の法廷記録から，虐待やネグレクトが2代目，3代目の親に引き継がれていることに気づき，WAIMH初代会長であり，ルイジアナ大学健康科学センター教授のJoy Osofsky博士と協同し，暴力の世代間伝達を断ち切ろうとしたことにある。

このように，米国の乳幼児精神保健は，乳幼児の臨床や研究・教育に関わる専門家のみでなく，法律の専門家を巻き込んで，人生の非常に重要な時期にある乳幼児とその家族の問題への早期介入と予防活動を展開するための専門家の養成・教育を拡大・発展させている。

【引用文献】

1) J.J. Shirilla. & Deborah, J. Weatherston. (Eds.): Case Studies in Infant Mental Health: Risk, Resiliency, and Relationship. ZERO TO THREE: Washington DC, 2002. (廣瀬たい子監訳：乳幼児精神保健ケースブック．金剛出版，2007.)
2) Fitzgerald, H.E., & Barton, L.R.: Infant mental health: Origins and emergence of an interdisciplinary field. Osofsky, J.D., & Fitzgerald, H.E. (Eds.): WAIMH Handbook of Infant Mental Health, pp.1-31, Jhon wiley & Sons : New York, 2000.
3) Hill, S.L.: The History of Zero to Three: A Public Policy Perspective. A lecture note by Hill, 2003.
4) Zero to Three Infant Mental Health Center Training Programs. Retrieved March 17, 2005　http://www.zerotothree.org/imh/training.html
5) University of Washington School of Nursing. Retrieved August 21, 2007　http://www.son.washington.edu/centers/cimhd/IndexFacultyExperts.html
6) University of Washington School of Nursing. Retrieved August 24, 2007　http://www.ncast.org/about.asp
7) Sumner, G. & Spietz, A.: NCAST caregiver/parent-child interaction feeding manual. NCAST Publications, University of Washington, School of Nursing: Seattle, 1994.
8) Sumner, G. & Spietz, A.: NCAST caregiver/parent-child interaction teaching manual. NCAST Publications, University of Washington, School of Nursing: Seattle, 1994.
9) Puura, K., Daivis, H., Papadopoulou, K., et al.: The European early promotion project: A new primary health care service to promote children's mental health. Infant Mental Health Journal, 23(6) ; 606-624, 2002.

10) Davis, H.: Primary Health Care Worker Training Manual. Institute for Mental Health: Belgrade, 2000.
11) 廣瀬たい子, 寺本妙子：米国における育児支援——ワシントン州とコロラド州における調査から. 周産期医学, 34(12)；1903-1905, 2004.
12) 寺本妙子, 廣瀬たい子, Kovalesky, A. 他：米国における低出生体重児に対する育児支援システム——ワシントン州とコロラド州における調査から. 周産期医学, 35(7)；997-1000, 2005.
13) Snohomish County, Washington. Retrieved August 28, 2007 http://www1.co.snohomish.wa.us/County_Information/
14) Erikson, M.E.: The STEEP Program: Linking theory and research to practice. Zero to Three, October/November；11-16, 1999.
15) Multicare Clinics. Retrieved August 28, 2007 http://www.multicare.org/cgi-bin/multicare.dll/multicare/homenew.do?channelName=MultiCare…
16) About Elmira. Retrieved August 25, 2007 http://www.cityofwlmira.net/about/demographics.html
17) Olds, D., Henderson, C.R., Jr. Cole, R., et al.: Long-term effects of nurse home visitation on children's criminal and antisocial behavior. Journal of American Medical Association, (280)14；1238-1244, 1998.
18) CBS News. Retrieved August 24, 2007 http://www.cbsnews.com/stories/2007/07/11/fyi/main3044300.shtml
19) Howard, D., Husain, F., & Velji, J: Nurse-Family Partnership: Organizing for National Expansion. The Bridgespan Group, 2005.
20) Mitchell, A.B.: Nurse-Family Partnership: Best Beginnings: Note provided by, Mitchell, A.B., R.N., M.N. Maternal Child Health Program Manager at Snohomish Health District, Everett, WA. 2003.
21) Social Programs that Work. Retrieved Sptember 24, 2007 http://www.evidencebasedprograms.org/Default.aspx?tabid=35
22) Hudson, L., Klain, E., Smariga, M., et al.: Healing the Youngest Children: Model court-community partnerships. ABA Center on Children and the Law, Zero to Three Policy Center: Washington DC, 2007.
23) Hill, S.L., & Solchany, J.: Mental Health Assessments for Infants and Toddlers. Child Law Practice, 24(9)；133-140, 2005.

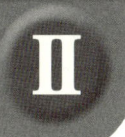

II 欧州の乳幼児精神保健の プロフェッショナル

［大橋優紀子・鈴木香代子］

PART 1 鈴木香代子

欧州 ── フィンランドでの実践

はじめに

　乳幼児精神保健とは，誕生直後から始まる外界との絶え間のない相互作用の中で生じる小さなボタンのかけ違いを早期に予防・軌道修正し，乳幼児の幸福と心身の健やかな発達をめざすという一概念である。「看護」の概念がさまざまに定義され，その下に多数の看護理論や実践が発展しているように，乳幼児精神保健もさまざまな理論の応用で展開される。したがって，ある特別な支援プログラムを用いることを乳幼児精神保健と呼ぶのではなく，個々の症例に応じた感性豊かな個別的対応が求められる。この点が，乳幼児精神保健が理解されにくい所以かもしれない。

　乳幼児精神保健の実践の理解のためには，個々の事例に見られる，何気ない，ただ寄り添っているだけのようにも見えかねない支援において，支援者の言葉かけや態度，思いやりに満ちた気遣いを介して，対象者の内部にどのような変化が起こっていくかを考えることが必要である。信頼関係の確立，包括的な情報収集，問題のアセスメント，目標設定，評価とふりかえりというように手順だけを整理してしまうと，従来の看護実践と差異が明確でないかもしれないが，乳幼児精神保健の実践がめざすのは，表面化されている問題のみの解決ではない。本稿では乳幼児精神保健的視点から実践を理解することを目標に，欧州における実践を例にあげて解説する。

1. 欧州——フィンランドにおける乳幼児精神保健

　欧州の中でも，フィンランドにおける母子保健サービスと保健師による乳幼児精神保健活動について紹介する。フィンランドは，北欧型福祉国家[1]としても有名であり，EUによる子どものこころの健康促進のためのプロジェクト「Early European Promotion Project」が実施され，先駆的な乳幼児精神保健活動が行われている国でもある。

　フィンランドの母子保健サービスを紹介する前に，まずフィンランドの概要について紹介する。2005年におけるフィンランドと日本の統計データを**表1**に示した。フィンランドは，ヨーロッパ大陸の最北に位置しており，国土面積は338,000平方キロ。日本の面積から九州を除いたほどの大きさである[2,3]。この広い国土に人口はたった500万人ほど[3]。日本の人口の約24分の1である。フィンランドの国民一人あたりのGDPは世界第11位で，日本の世界第15位を上回っており，経済的にも豊かな国であるともいえる[4,5]。

　出生に関する統計では，フィンランドの2005年の出生数は57,642，合計特殊出生率は1.80である。1995年から2005年までの年間出生数，合計特殊出生率の推移を**図1**に示した。出生数は2002年まで低下の一途をたどっていたが，2003年以降はわずかに増加傾向にある[6]。

　フィンランドも他の先進国と同様，少子化が進行しており，18歳未満の子どもの数は年々減少している[7]（**図2**）。その一方で，里子や養護施設への入所など，家庭から離れて生活する18歳未満の子どもの数は，年々増加し続けている[8]（**図3**）。

表1　フィンランド・日本の統計データ（2005）

	フィンランド	日本
人口	526万人	12,619万人
面積	33.8万km^2	37.8万km^2
国民1人あたりのGDP	29,600 EUR	28,800 EUR
年間出生数	57,642	1,062,530
合計特殊出生率	1.80	1.25

フィンランド：外務省HP 各国・地域情勢 フィンランド，BLUE WINGS, STAKES Parturients Deliverise and Birth
日本：総務省統計年鑑，日本統計年鑑，BLUE WINGS，厚生労働省 平成18年人口動態月報年計の概況

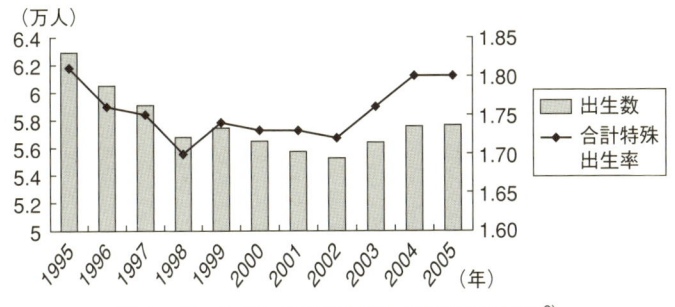

図1　フィンランドの出生数と合計特殊出生率[6]

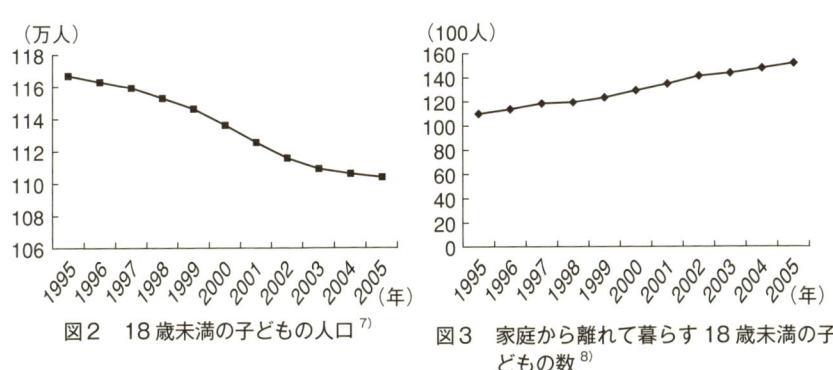

図2　18歳未満の子どもの人口[7]

図3　家庭から離れて暮らす18歳未満の子どもの数[8]

　フィンランドは，1990年代前半，製紙・パルプ等の森林資源に依存した産業から携帯電話で代表されるようなハイテク産業へと産業構造が転換し，景気の低迷や失業率の増加などの問題にみまわれた[9]。社会保障サービスの行き届いた福祉国家においても，こうした社会の問題は，社会的弱者である子どもにも少なからず影響を与えている。フィンランドの首都ヘルシンキや第二の都市タンペレにおいても，低所得層の子どもの割合は年々増え続けており，1990年代後半からの約10年間で2倍以上に増加している[10]（図4）。

　この国でも，子どものこころの問題の増加，子どもの虐待が大きな社会問題となっているといわれているが，こうした指標からもその問題の深刻さをうかがい知ることができるだろう。

図4　低所得層の子どもの割合 [10]

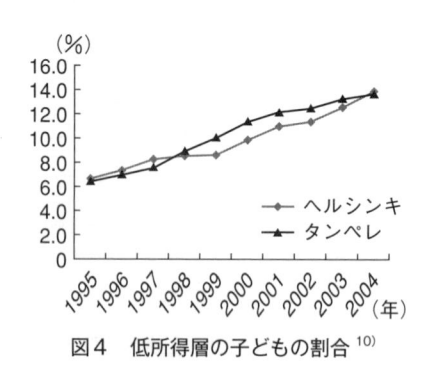

2．フィンランドにおける母子保健サービス

　フィンランドでは，プライマリーヘルスケア法 Primary Health Care Act[11] という法律に基づき，保健師による母子保健活動が行われている。フィンランドの母子保健サービスは一般的に，各自治体が設置しているチャイルドクリニックにより提供される。チャイルドクリニックとは，0歳から7歳までの子どもとその家族に対して，保健師が中心となってプライマリーヘルスケアサービス Primary Health Care Service を提供している保健センターのような施設である。クリニックでのサービスは，すべて地方自治体による税金で賄われているため，費用はすべて無料である。フィンランドでは，ほぼ100％の子どもとその家族がこれらの母子保健サービスを利用しているという。このようにサービスの利用率がきわめて高いのも北欧型福祉国家の特徴であろう。

　チャイルドクリニックでの主な支援内容は，子どもの身体的・精神的・社会的発達のチェックや予防接種など，子どもの健診だけでなく，子育てのあらゆる面において両親への支援を行っている。子どもの虐待が社会問題となっている近年では，特に子育てに関する両親への支援が重視されている。

　これらのサービスの提供方法，時期について図5に示した。まず生後2週から3週目に保健師による家庭訪問が行われる。その後は，母親が保健師の予約をとって，子どもとクリニックに来所することになる。クリニックへの来所は，生後2カ月間は2週ごとに行われるが，子どもの月齢とともにその間隔は徐々に延びていく。子どもが1歳になるまでに少なくとも10回，1歳から小学校入学までに9回のサービスが提供されることになる。子どもや家族のニーズに

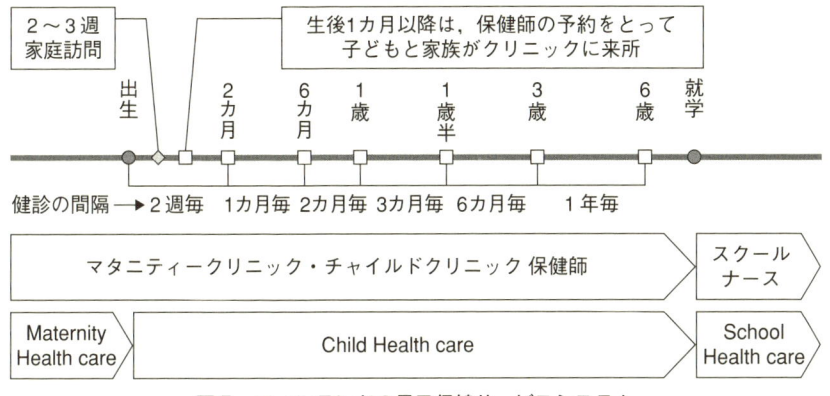

図5 フィンランドの母子保健サービスシステム

応じて，家庭訪問やクリニックへの来所が適宜，追加される[12-17]。

　クリニックでの子どもの健診は集団健診ではなく，個別に行われている。筆者が訪問したタンペレ市では，チャイルドクリニックと妊娠中の健診を行うマタニティークリニックが同じ建物内に併設されており，同じ保健師が妊娠中から子どもが7歳になるまで継続的に関わることになっている。そのため，子どもの健診時には，保健師と母親は既に信頼関係が築かれているという。

3．保健師による乳幼児精神保健活動

　フィンランド・タンペレ市にあるチャイルドクリニックの保健師による乳幼児保健活動について紹介する。前述したように，フィンランドでは，非常に充実した母子保健サービスが提供されており，その都度，チャイルドクリニックの保健師は，「How are you？」「How do you feel？」といった質問をし，母親の話に耳を傾け，母親の感情に焦点をあてた話し合いをしている。健診では，子どもの発達のチェックといったことよりも，このような母親との話し合いに多くの時間を費やしている。

　タンペレ市では，生後6～8週目の健診時に，虐待のリスクの高い家族を発見するため，研究に基づいて開発されたチェックリストを使用し，保健師がすべての母親に対してスクリーニングを行っている。これは，「この子が自分の子どものように思えない」「育児が大変である」「子どもが笑うと幸せに感じる」など，親の感情について質問する項目12項目からなり，これらの質問に対して，

母親は，非常にそう思う，から，まったくそう思わない，の5段階で回答するものである。母親の回答を点数化し，その点数から機械的に虐待のハイリスク群とそうでない群に振り分けるといったことのみにこの質問紙を使用するのではない。子どもや育児に対する母親の感情を保健師が理解するのに，この質問紙が非常に役に立っているという。質問紙によるスクリーニングや保健師との会話の中でネガティブな反応を示した親に対しては，保健師による支援がさらに追加される。ネガティブな感情を示した母親に対しては，その感情についてさらに話し合いを行うことで，母親が自分自身で問題を認識し，保健師とともに解決策を見出せるよう支援をしている。ポジティブな回答に対しては，そういった母親のポジティブな感情を促進するような働きかけをしている。また保健師は，親子のコミュニケーション方法，Body contact など親子の相互作用の観察も行っている。親子の相互作用の中で良い点を見つけ，褒めることで，相互作用を促進し，家族が自信を持って育児が行えるよう支援を行っている。一方，親子の相互作用に問題がある場合には，子どもの気持ちを代弁することや子どもとの関わり方の手本を保健師が実際に母親に示すことで，親子の相互作用を促進している。親子に問題がある場合でも，保健師は，一般的に正しいといわれている育児方法を直接的に親に指導するようなことはしない。もちろん，親子を非難するようなことは決してしない。このような支援方法は，次に説明する European Early Promotion Project の中で実施されたものである。

4．European Early Promotion Project

（1）プロジェクトの概要

　欧州早期促進プロジェクト European Early Promotion Project（以下，EEPPと略す）は，ヨーロッパにおいて心理的，社会的問題をもつ子どもが急増していることを背景に，子どものこころの健康を促進し，心理的，社会的発達の問題を予防することを目的として行われたプロジェクトである。このプロジェクトは，EU や各国の行政機関，研究機関などのバックアップを受け，ヨーロッパ5カ国（フィンランド，イギリス，キプロス，ギリシャ，ユーゴスラビア）において実施されたかなり大規模なプロジェクトである。

　EEPP では，特別なトレーニングを受けた各国の保健専門職 Primary Health Care Professional（以下，PHCP と略す）により，子どもとその家族のアセスメント，

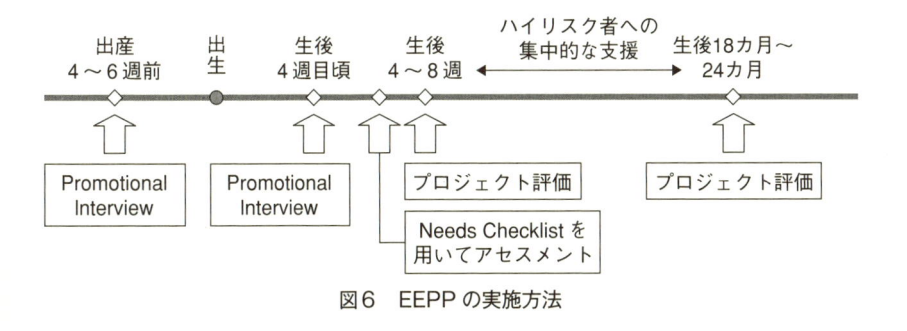

```
出産           出生  生後      生後    ハイリスク者への      生後18カ月～
4～6週前           4週目頃   4～8週   集中的な支援         24カ月
```

図6　EEPPの実施方法

支援の必要な家族に対するサービスの提供が行われた。フィンランドでは，チャイルドクリニックの保健師がPHCPとしてこのプロジェクトに関わった。これらのサービスの提供方法，時期について**図6**に示した。PHCPは，出産4～6週前と生後4週目の2回，親に対してPromotional Interviewを行い，その後，Needs Checklistを用いて家族のニーズをアセスメントする。Promotional Interviewは，妊娠に対する感情，子どもに対する感情，子どもの頃の経験，ソーシャルサポートなどについて，親に対して半構造的な面接を行うものである。Needs Checklistでは，子どもや家族の状況，親子の相互作用，環境，家族に起こったライフイベントなどがチェックされる。これらのアセスメントにより，支援が必要だと判断された家族に対しては，従来の母子保健サービスに加え，追加のサービスが提供されることになる。支援が必要な家族に対しては，初めのうちは毎週，PHCPによる家庭訪問あるいはチャイルドクリニックへの訪問により支援が提供されるが，家族のニーズが減少すれば，徐々に支援の間隔も延び，支援回数も減っていくことになる。親に精神障害がある場合，子どもが身体的問題をもっている場合，虐待／ネグレクトの経歴のある家族の場合については，より専門的なサービスに紹介されることなる[18-21]。

（2）PHCPのトレーニング

EEPPを行うにあたって，保健師をはじめとしたPHCPに対して小児精神保健の専門家によるトレーニングが実施された。トレーニングは17のセッションから構成され，1週間に1セッションずつ17週間かけて行われる。その内容は，Promotional Interviewの方法，親子の関係性や相互作用のアセスメント方法，支援方法などについてである。従来の保健師のトレーニングは，子ど

もの身体的健康や発達に焦点を当てたものがほとんどであったが，EEPPのトレーニングでは，それらに加え，親子の心理的問題により焦点が当てられている。トレーニングは講義形式ではなく，問題のある家族の支援方法についてのロールプレイやディスカッションを中心に行われる[22-23]。

　心理的な問題を抱えている家族に対しては，保健師をはじめとするPHCPのみで支援を提供することは非常に難しい。このような家族への支援をより効果的なものとするため，EEPPでは，プロジェクトの実施期間中，PHCPに対して2週間ごとに，小児精神科医や心理士によるスーパーバイズが行われた。[22]

　フィンランドでは，問題のある子どもとその家族への支援方法に関するトレーニングを多くの保健師が希望したため，EEPPの研究成果が発表される前に，フィンランド政府は，すべての保健師に対してこれらのトレーニングを実施することを国の方針として打ち出した[24]。EEPPプロジェクトが実施されたタンペレ市では，プロジェクトが終了した後も小児精神保健の専門家によるトレーニングとスーパーバイズが継続されているという。

PART 2　大橋優紀子

乳幼児精神保健の概念の理解と実践の意義

1. 乳幼児精神保健の多角的なアプローチ——折り重なる支援

　さて本稿ではここまで，主にフィンランドの保健師による地域母子保健サービスを中心に紹介してきたが，他にもさまざまな場や立場で乳幼児精神保健的目標をもって取り組まれている実践がある。すべての実践は一種類の理論で説明できるものではなく，多数の理論やモデルが参考にされている。各種発達理論はもちろん，愛着理論[25]，社会的ネットワーク理論[26]，生態学的モデル[27,28]など，人と人・環境との相互作用に関する基礎的知識は特に役立つであろう。

　ここで，本稿のタイトルである欧州からは少し離れるが，乳幼児精神保健の実践が多角的なものであることを理解し，また既に行われている実践活動を乳幼児精神保健と結びつけ系統的に整理するために，早期介入の「3つのR」と

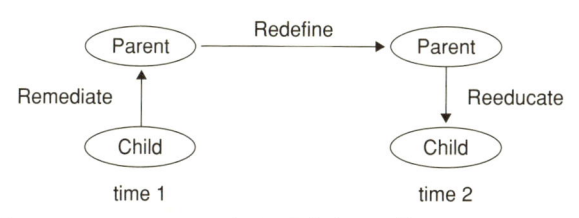

図7 Transactional model における早期介入の「three R's（3つのR）」[28]

呼ばれるものを紹介したい。

　図7は，Arnold J. Sameroff による transactional model における「three R's」of inter-vention（介入の3つのR）[29] と言われるものである。Sameroff の transactional model では，個と環境は相互に交流しあい，次々と新しい捉え方や行動の仕方を作っていくとみなされる。したがってある者の振る舞いの変化は，結果として同じ環境を共有している他の者たちに一連の相互変化をおこすと考えられる。このようなモデルで考え，調和のとれた発達促進的なシステムをめざそうとすると，たとえば子どもの行動のちょっとした変化が全体の変化に非常に有効である場合もあり，また親の子どもに対する捉え方や，接し方が変わることが鍵になる可能性も考えられる。Sameroff は，この3方向からの変化を手助けすることをそれぞれ "Remediation", "Redefinition", "Reeducation" と名づけている。直訳すると再矯正，再定義，再教育であるが，いずれも日本語に付随するニュアンスが不適切なため，原語のまま解説を続ける。

　Remediation は，子どものちょっとした行動を変えることである。たとえば早産児に対する刺激の与え方や子宮外環境の改善が，子どものストレスを減らし，体重増加やステートの調整に効果があることが知られている[30,31]。これは個々の子どもの特徴にあったように接することでストレスを減らし，未熟性に起因する過敏性をやわらげようとする remediation 的な介入と言える。2つ目の Redefinition とは親の子どもに対する解釈を修正することで，肩の力を抜いて最適な親子の相互作用が営まれるようにしようとするものである。図7ではTime1 の親と Time2 の親という水平的な変化によって示されている。障害や病気を持った子どもの子育てでは，特別な授乳の仕方や睡眠リズムの記録など，多くの「特別な」育児技術が強調されて指導されがちである。しかしこのような特別な観察や技術を要求されているうちに，親にとって子育ては特別なことになり，普通でないこととして捉えられてしまう。Redefinition 介入は，子ど

もに対するそうした特別なケアを強調することを避け，子育てを普通のこととしてできるように助ける。過剰な指導を与えられるよりも，育児の普通の側面に親が気付くと（たとえばその子どもが好む方法や特有のコミュニケーションを理解するなど），子育てを楽しみ，教えられるまでもなく直感的育児で子どもに対応できると指摘されている[32]。3つ目のReeducationは，子どもの発達を促進するのに役立つ情報を親たちに伝え，実践的な面を改善しようとするものである。たとえば「Keys to Caregiving[33]」は，子どもたちの行動やCues，ステートの調整，哺乳時の相互作用などに関して月齢や年齢に応じた適切な情報を親に教えるプログラムである。またVan den Boomによる研究では，子どもの行動過敏性が強く低所得層（Low-SES）の親たちに対し，生後3カ月から6カ月まで家庭訪問を実施し，母親の感受性を高め，子どもの独特なCueに対する対応を調整することに重点をおいた支援介入の結果，母親と子ども双方の行動に改善がみられた[34]。これらのReeducation的な支援は親子の瞬間的な交流に関わっているが，いったん子どもの発達に必要な知識が親に理解されれば，家族や社会の文化的背景に即して日常場面で応用されていくという前提によるものである。

　実際の臨床場面では，この3方向からのアプローチが一つ一つ切り離されて行われるよりは，無意識のうちにも必然的に，幾重にも折り重なって行われていることが多いであろう。この図7は近年の看護実践を意味づけて捉えるのを容易にしてくれる。わが国においてもさまざまな看護の場が乳幼児精神保健の実践とつながっていることが理解できよう。

2．欧州の実践にみられる乳幼児精神保健の意義

　フィンランド，タンペレ市のチャイルドクリニックにおける保健師の活動は，子どものもつ疾病・障害や養育者の育児行動そのものに加え，愛着理論とパートナーシップモデル[35]（表2）に基づき，親子に寄り添い，親の感情や親子の相互作用の促進に重点をおいている点に乳幼児精神保健の特長があると考えられる。子どもの健康な成長発達を支援するために，衛生状態や栄養面の知識だけではなく，関係性のひずみやこころの栄養に注目する必要があってのことであろうが，このことは近年わが国でも重要な課題である。先述のようにフィンランドでは，健康な親子でも地元のチャイルドクリニックにおいて1歳までに

表2 Partnership Model（パートナーシップモデル）：[35]より抄訳

Partnership Model	
理想的な関係は，専門職者の知識を土台とした絶対的関係ではなく，親と専門職者の共同的パートナーシップである。	
ともに働く	調査，決定，実行というすべての仕事は単独では成し得ない。よい結果のためには専門職者と親の両方が協力して関わることが必要である。
目標の共有	パートナーは同じ目標をもつ。暗黙のうちにも理解されているかもしれないが，話し合ってはっきりと目標を共有することが好ましい。
相補的な知識	親と専門職者は異なっていて当然である。どちらもそれぞれの立場の専門家であるので，相補的な関係である。
相互の敬意	お互いに相補的な関係であり，同じく重要であると受け入れること。親の感情や，目標，強み，困難を乗り越える過程における重要性，最終的な決定役割は尊重されるべきである。
話し合い（やりとり）	話し合いと相談に基づき，誤解のない開かれた効果的関係を築く。
コミュニケーション	ここにあげられているすべてのことには，コミュニケーションスキルが必要である。 1）親／パートナーが明白で適切な情報を提示できるような環境を提供すること 2）メッセージに注意深く耳を傾けること 3）それを可能な限り正確に受け止めること 4）適切に応じること
誠実	すべての情報，アイディアや感情は，たとえよくないものの時でも，正確に，開放的に分かち合われる。
柔軟性	一貫性と安定性は成功の要素ではあるが，親との話し合いの内容や，親自身や環境の変化（これにはたとえば，親の感情の浮き沈みや，コーピング行動の変化，代替的な支援源の発展などがある）に合わせて，関係にはほどよく柔軟性がなければならない。

通常9回の健診が行われる。そこで保健師は親の話や感情に注意深く耳を傾ける。たとえば乳児の哺乳について話し合うにしても，一般的に正しいと考えられている育児を指導する目的で栄養量の過不足，哺乳力，睡眠－覚醒の生活リズム等を話題にするのみではなく，養育者がそれらのことをどのように捉えているかに特に配慮する。不安や心配を抱えて相談に訪れる養育者は，はじめのうちは自分の子どもの哺乳がうまくいっていないとか，他の同年齢の子どもと異なっているように認識しているが，保健師と話すうちに次第に抱えている育児観が表面的になり，親子のボタンをかける手が少し強張っていたことに養育者自身が気づいていくのである。保健師は母親が自分自身で問題を認識し，ともに育児を考え，解決策を見出せるように応援する。問題が発生してから関わ

る専門家→親という指導関係ではなく，いつも養育者と身近にいるパートナーシップの関係である。このような支援は，養育者が孤立せず安心して自分のこころを開放できる場になることであり，親として尊ばれ，信頼され，包み込まれる安堵や自尊心から生まれる力によって，養育者自身の内部からの変化を手助けしている。

　保健師が親の思いや訴えを汲み取ろうという態度で親に関わるやり方は，親が子どもに関わる時のモデリングにもなっている。保健師は，養育者との自然な面談の中で親子の行動やコミュニケーション方法を観察しながら，時には意図的に子どもの気持ちを代弁してつぶやいたり，子どもとの関わり方の手本を示したりし，養育者の気付きを促していく。一見簡単に思われがちなこうした技法は実は熟練した感受性を必要とし，常に有効な場合ばかりではない。このように乳幼児精神保健では，単に一つの育児方法や解決案を教示し，養育者の特定の技術習得をめざすのではなく，ダイナミックな相互作用の中で生じていることを広く視野にいれ，柔軟で巧妙なアプローチをさまざまに用い，健康で幸せな人生のスタートをめざす。

　先に紹介されたEEPPでは，支援者としての目標に「親の長所や能力を認め，価値をおき，促進するようなパートナーシップの形で，親との信頼関係を築くこと」「家族を適切に支援する能力に自信をもち，自分自身が強いこと」「乳幼児－親間の相互作用についてアセスメント，話し合い，促進ができること」「母親に対し promotional interview を実施できること」などがあげられている[36]。promotional interview では，たとえば「赤ちゃんの発達をどう思いますか？うまくいっていますか？」という質問に対し，肯定的な回答であればそれを賞賛し，仮に否定的な回答がきたら，「気になっていることをもっと話してくれませんか？」あるいは「そのことをご主人にはもう相談しましたか？　ご主人はどう思ってらっしゃいますか？」「ご主人は赤ちゃんをもっと健やかにしてあげるにはどんなことがいいと思っていらっしゃいますか？」などと質問を発展させていく。そして途中でいくつかの解決案や肯定的な回答があれば，それを増援するように支持していくのである。また，離別，未解決の喪失，見捨てられた経験のような痛みを伴う親の過去の歴史は，乳幼児のケアや発達，親の情緒的健康，早期の関係性の発達に影響しやすいため，注意深く対応する必要があることを知らなければならない。専門家に限らず周りの信頼できる支援者との関係性の中で，母子が優しく包まれながら，安全に痛みや感情を表出してい

くうちに，葛藤の経験も過去のものにしていけるように手助けする。乳幼児精神保健の実践では，このようにして親たちの self esteem が高まるように支援し，親たちが自ら，より効果的に問題に取り組み子どもとの相互作用を改善していくことによって，子どもの発達と親子の well-being が促進されることを狙いとしている。

3．客観的ふりかえりやスーパーヴィジョンの重要性

　乳幼児精神保健の実践は，個々のケースに応じる感受性が必要であり，精神力動的な支援も含むため，客観的なふりかえりやスーパーヴィジョンの環境が必須である。EEPP のトレーニングにおいても 17 日間の研修終了後に 1 年間，所定時間のスーパーヴィジョンを受けることが義務づけられており，フィンランドではその後に修了証が渡されるのだという。

　さてその EEPP のトレーニングの中で特に独特なのはロールプレイであろう。筆者らはフィンランド EEPP 実施者である Kaija Puura 博士の指導のもとにこのロールプレイを体験演習する機会を得た。ロールプレイは 3 人 1 組で行われ，支援を求める人，支援者，観察者役をそれぞれ担当する。さらにファシリテーターをつとめるトレーナーが各グループのロールプレイを観察する。ロールプレイでは場面設定（たとえば，はじめての訪問など）や，「『傾聴』に注意して支援をする」というようなその日のテーマが簡潔に与えられるだけであり，後は自由に演じてよい。観察者役はプレイそのものには参加せず，支援を求める人と支援者のやりとりを静かに観察するように求められる。会話や話の展開そのものを観察するのではなく，状況ややりとりによって生じている現象への気付きに注意を払いメモをとるようにする。そして時間がきたら（セッションにより 5 分〜 30，40 分）ロールプレイを中止し，はじめに支援者役が支援の中でわいてきた感情を，次に支援を求めた人役の者が自分がどのように感じたかを，最後に観察者役が観察したことを順に発表していく。ロールプレイの面白い点は，ほんの数分間のやりとりであっても，演じてみることで臨床の場で起こっていることが実感としてわかることもあり，反対に客観視する環境も提供されている点である。これは，状況や自分の関わり方に注意を保ち，主観的にも客観的にも二重の視点で捉えていくスキルの訓練にもなりそうである。注意点としては，ロールプレイはあくまでも現実ではなく，やりとりのすべて

は「架空」の世界でおこったことである点を忘れないということであった。ファシリテーターはやりとりの良いところをみつけ，肯定的なフィードバックを行い参加者たちを励ましていく。そしてできる限り建設的な体験で演習を終われるようにする。

　もうひとつ，筆者らが体験した訓練を紹介する。2007年3月に開講された英国タビストッククリニック[注1]のIMH（Infant Mental Health：乳用児精神保健）タビストックモデルの短期研修コースには，ヨーロッパのみならず世界各国から乳幼児の専門家たちが集まり参加していた。受講生の大半は，乳幼児精神保健の理念を日々活用し母子支援に携わっている臨床家で，保健師，心理士，ソーシャルワーカー，医師などである。1週間の研修プログラムは主に，理論と臨床実践への応用に関する講義，8人程度の小グループでの事例検討，実践に関するテーマ別ワークショップ，全体統合という構成だったが，特に毎日午前午後に，1週間同じ小グループのメンバーで行う事例検討の時間が興味深かった。そこでは，事例の問題を解決に導く支援案を模索しあうというよりはむしろ，その時々の支援セッションで生じた支援者と被支援者（養育者と子ども）とのダイナミックな相互作用を，一会話一会話，一シーン一シーン取り上げ，詳細に洞察していった。セッション時の状況記録をふりかえり話し合うことにより，対象家族が出来事をどのように感じているのか，家族内がどのようなワーキングモデルを持っているのかが客観的に理解できてくる。そのようなことの理解により，次の支援への洞察が可能になる。たとえば先述した「子どもの気持ちを代弁する」「子どもとの関わり方の手本を示す」などの方法を切り出す絶妙なタイミングをとらえたり，その場では見逃していた母子の小さな変化に気がついていくのである。

　このような事例検討やロールプレイ方式の演習は，支援方法を知識的に広げることにとどまらず，観察視点の学習や，支援介入の絶妙な「間」などを理解するスキルアップに大変役立つだろう。そしてまたファシリテーターによるスーパーヴィジョンや互いを尊重した小グループでの討議は，まさに支援実施者自身が，関わり方や支援を通してわき起こる感情を包み込まれ，安堵し，安全に状況と自己を振り返りながらエンパワメントされる場としても重要な意味を持つと考えられる。

おわりに

　第1部の日本における実践事例では,それぞれ何が要石となったのだろうか。キーとなった一場面や支援方法にのみ脚光をあてるのではなく,それらをダイナミックな変化の中でふりかえると,どの支援も,支援者と被支援者の信頼関係に基づき,指導するのではなく,母子や家族の持つ長所を尊重し高めたという共通項があるように理解されてくる。温かな包容的支援により,凍りついていた強い緊張が溶けはじた時,母子がリラックスし,自らの関係に揺るぎない確かなものを感じられるようになる。「まんざらでもない,これならなんとかやれそうだ」と母親が感じられる瞬間があったら,乳幼児精神保健支援の第一歩は成功であろう。

　Sameroffらの研究[38]では,環境的リスクの数が増えるほど子どもたちの心理的統制（Psycological Adjustment：複数のメンタルヘルス尺度による評価）や学業成績が悪くなり,非行や性,薬物行動での問題が増えることが明らかにされた。さらに,子どもたちをリスク要因の数で群分けし,貧困家庭と富裕家庭の子,両親家庭と片親家庭の子どもを群ごとに比較したところ,子どもたちの能力には有意な違いがみられなかったという。つまりそれ以前は一般的に,家庭の収入レベルや親の婚姻状況が子どもの発達と強く関連があると認識されていたのが,この研究ではその他の環境的リスクの数を統制して比較したところ,子どもの発達的差異のいくつかが明らかでなくなった。このことは裏返せば,単一のリスク要因は,それのみで子どもの人生を決めはしないということである。

　乳幼児精神保健は,育児上の,あるいは精神的な小さな「誤解」を早期に予防し,ひとつのリスクがさらなるリスクの原因となるのを防ぐ。特定の問題の解決というよりは,本来の自然で温かく幸せな母子・家族関係をまもることにより,潜在している問題を回避するものとも言えよう。乳幼児の発達に母親の役割が重要であることは言うまでもないが,母親が孤立し,24時間体制で奮闘しているとすれば,それが健全な子どもの発達を満たすとは考えにくい。子どもたちが最も重要な養育者との間でどれだけ安らかで豊かな体験ができるか,そのために周りの大人たちやさらには社会が情緒的に安定していて,母子を温かく包んでいることが重要であろう。

　保育の専門家でなくても育児や保育をするように,乳幼児精神保健という言葉にまだ耳慣れない看護職が自然に行っている行為の中にも乳幼児精神保健は

存在している。身体的・精神的疾患やハンディキャップの悩みをもつ人々に接する機会も多く，経験的に人間観察と洞察に慣れている看護職は，乳幼児精神保健の実践者として最適であろう。母子，家族の身近に寄り添う看護実践の中に，乳幼児精神保健の意識が芽生え，根付き，広がっていくことを期待したい。

注1） タビストッククリニック（Tavistock Clinic）：1920年にロンドンに設立された心理療法専門のクリニック。ボウルビィの愛着の研究に代表される精神分析の研究機関としても，またメラニークライン派の精神分析的心理療法の訓練機関としても知られ，特に児童心理療法の拠点である子ども・家族部門は世界中から研修生が集まっている[37]。

【引用文献】

1) 山田眞知子：「北欧型福祉国家」フィンランドの社会福祉．クレスコ，60；21-25, 2006.
2) フィンランド大使館：フィンランド概要 地理. Retrieved May 25, 2007 http://www.finland.or.jp/doc/ja/finlando/geography.html
3) 外務省：各国・地域情勢 フィンランド共和国. Retrieved May 25, 2007 http://www.mofa.go.jp/mofaj/area/finland/data.html
4) フィンランド航空：Finand in figures. BLUE WINGS 2006 June-August, 65, 2006.
5) IMF: World Economic Outlook Database April 2005. Retrieved June 9, 2007 http://www.imf.org/external/pubs/ft/weo/2005/01/data/index.htm
6) STAKES: Parturients, Deliveries and Births 2005. (2007, May). Retrieved June 9, 2007 http://www.stakes.fi/EN/tilastot/statisticsbytopic/reproduction/deliveriesandbirthssummary.htm
7) Statistics Finland: Population according to age (1-year) and gender by area 1980-2006. Retrieved April 11, 2007 http://pxweb2.stat.fi/Dialog/varval.asp?ma=vaerak_tau_004_en&ti=&path=../Database/StatFin/vrm/vaerak/&lang=1&multilang=en
8) STAKES: Child Welfare 2005. (2006, September) Retrieved April 11, 2007 http://www.stakes.fi/EN/tilastot/statisticsbytopic/childhoodandfamily/childwelfare.htm
9) Ministry of Social Affairs and Health: Report on Social Affairs and Health 2002. (2002, November) Retrieved March 6, 2006 http://pre20031103.stm.fi/suomi/pao/sostervkert02/summary.htm
10) STAKES: SOTKAnet Indicator Bank At risk of poverty rate for children (ID 228). Retrieved July 12, 2007 http://uusi.sotkanet.fi/portal/page/portal/etusivu
11) Ministry of Social Affairs and Health: Health Care in Finland. Helsinki, 2004.
12) Maire Kolimaa, Marjaana Pelkonen: High-quality services for maternity and children's health care. (2004, November). Retrieved March 6, 2006 http://virtual.finland.fi/netcomm/news/showarticle.asp?intNWSAID=25735
13) Ministry of Social Affairs and Health: Statutory social welfare and health care services. Helsinki, 2002.
14) 本間博彰：フィンランドの乳幼児精神保健について．乳幼児精神保健の新しい風，pp.40-48, ミネルヴァ書房，2001.
15) 谷津裕子, Maurice E.Jenkins：フィンランドにおける周産期ケアシステムに関する調査．厚生労働科学研究費補助金分担研究報告書，pp.67-95, 2005.
16) Maternity and child welfare clinics. (2006, February 14). Retrieved March 6, 2006 http://www.stm.fi/Resource.phx/eng/subjt/famil/fpoli/maternityclinic.htx

17) The city of Tampere-Health services. Retrieved April 20, 2006　http://www.tampere.fi/english/healthservices/clinics/index.html

18) Hilton, D., & John, T.: Promoting Children's Mental Health: The European Early Promotion Project. International Journal of Mental Health Promotion, 7(1) ; 4-16, 2005.

19) Kaija, P., Hilton, D., Kalliroi, P., et al.: The European Early Promotion Project. A New Primary Health Care Service to Promote Children's Mental Health. Infant Mental Health Journal, 23(6) ; 606-624, 2002.

20) Kaija, P., Hilton, D., Antony, C., et al.: The European Early Promotion Project: Description of the Service and Evaluation Study. International Journal of Mental Health Promotion, 7(1) ; 17-31, 2005.

21) 廣瀬たい子：早期介入と育児支援そして看護．小児看護，28(7)；903-906, 2005.

22) Effie Layiou-Lignos, John, T., Hilton, D., et al.: Training for Primary Health Care Practitioners. International Journal of Mental Health Promotion, 7(1) ; 41-53, 2005.

23) Kalliroi, P., Christine, D., Hilton, D., et al.: The Effects of the European Early Promotion Project Training on Primary Health Care Professionals, International Journal of Mental Health Promotion, 7(1) ; 54-62, 2005.

24) Tuula, T.: ヨーロッパの早期促進計画　プライマリケアでなされる乳幼児精神保健の予防的介入．第10回日本乳幼児精神保健研修研究会，浜松，2006.

25) 小嶋謙四郎：乳時期の母子関係──アタッチメントの発達［第2版］．医学書院，1981.

26) 中野茂：集団生活への参加と関連する諸問題．須田治，別所哲編著：社会・情動発達とその支援（シリーズ臨床発達心理学3）．pp.116-128，ミネルヴァ書房，2002.

27) 古澤賴雄：現代社会における発達支援．長崎勤，古澤賴雄，藤田継道編著：臨床発達心理学概論（シリーズ臨床発達心理学1）．pp.28-42，ミネルヴァ書房，2002.

28) Bronfenbrenner, U.: The Ecology of Human Development: Experiments by Nature and Design, Harvard University Press: Cambridge, 1979.（磯貝芳郎，福富護訳：人間発達の生態学──発達心理学への挑戦．川島書店，1996.）

29) Sameroff, A.J., Fiese, B.H.: Models of development and developmental risk. C.H. Zeanah, Jr. (Ed): Handbook of Infant Mental Health, second edition, pp. 3-19, Guilford Press: New York, 2000.

30) Als, H.: A synactive model of neonatal behavioral organization: Framework for the assessment of neurobehavioral development in the premature infant and for support of infants and parents in the neonatal intensive care environment. Physical and occupational therapy in pediatrics, 6 ; 3-55, 1986.

31) Field, T.: Infant Massage Therapy. Goldson E., (Ed.): Nurturing the Premature Infant. pp.102-110, Oxford University Press: New York, 1999.

32) Barnard, K. E., Morisset, C. E., Spieker, S.: Preventive interventions; Enhancing parent-infant relationships. C. H. Zeanah, Jr., (Ed.): Handbook of infant mental health. pp.386-401, Guilford Press: New York, 1993.

33) Spietz, A., Johnson-Crawley, N., Summer, G., et al.: Keys to Caregiving : Study Guide, NCAST, University of Washington school of nursing: Seattle, 1990.

34) van den Boom, D.C.: The influence of temperament and mothering on attachment and exploration; An experimental manipulation of sensitive responsiveness among lower-crass mothers with irritable infants. Child Development, 65 ; 1457-1477, 1994.

35) Davis, H.: Counselling Parents of Children with Chronic Illness or Disability. The British psychological society books: Leicester, 1993.

36) Davis, H. et al. (Eds.): European Early Promotion Project, Primary Health Care Worker Training Manual. Institute of Mental Health: Belgrade, 2000.
37) 渡辺久子, 平井正三, 野澤正子他：座談会　母子臨床を再考する. 現代のエスプリ, 420; 10-38, 2002.
38) Sammeroff, A.J., Bartko, W.T., Baldwin, A., et al.: Family and social influences on the development of child competence. M. Lewis & C. Feiring, (Eds.): Families, Risk, and Competence. pp.161-185, Erlbaum: Mahwah NJ, 1998.

第3部
乳幼児精神保健の介入効果を明らかにする

I 乳幼児精神保健介入研究計画の立案

[寺本妙子]

はじめに

　本稿では，乳幼児を持つ家族に対して，具体的な支援プログラムを計画する場合について考える。まずは，Drummondら[1]で紹介されている実践モデルを参考に，支援プログラムを俯瞰してみたい。それから，具体的な支援プログラムを計画する際に検討すべき点（対象，設定・媒体，内容，評価）について述べ，プログラム運用に関する問題について考える。最後に，2001年から1年半にわたり実施され，筆者が関わった支援プログラムの例[2,5]について紹介する。

1. Drummondらの実践モデル

　Drummondらにおける実践モデル[1]では，①安定化／危機介入（Stabilization / Crisis Intervention）と②早期介入／健康増進（Early Intervention / Health Promotion）が示されている。①安定化／危機介入型プログラムでは，暴力・犯罪等から心身を守るための安全，経済的安定，安定した住居の確保，育児方法の教育等が問題となるのに対し，②早期介入／健康増進型プログラムでは，子どもの発育・発達の促進，育児技術の教育，健康の促進等が焦点化される。福祉分野のソーシャルワークは，①のモデルに基づくことが多く，問題やニーズに早急に直接対処することが求められる。一方，保健・教育分野である看護や幼児教育においては，②のモデルに基づき，子どもと家族のこころと身体の健康を守

るための基盤づくりが重視される。①では，ハイリスクな子どもと家族が対象になるが，②ではそうとは限らず，リスク要因（たとえば，若年の親，ひとり親，低所得，親の不十分な教育）の有無にかかわらず，あらゆる子どもと家族が対象となりうる。①が短期間で集中的な支援を要するのに比べ，②は子どもが低月齢の時点から開始され長期間（数年間）の支援となることが多い。

2．具体的支援プログラムの計画

　いずれの実践モデルにしても，具体的な支援プログラムを計画する場合には，誰を支援するのか（対象），どこで支援するのか，あるいは何を通じて支援するのか（設定・媒体），どのような支援をするのか（内容），その支援は適切なのか，あるいは効果があったのか（評価）について検討することが求められる。以下，それぞれについて述べる。

　対象：「乳幼児精神保健」というタイトルからは子どものみがクローズアップされがちだが，子どものみではなく，子どもの主たる養育者（生物学的な母親であることが多いが，そうでない場合もありうる）やその他の家族（父親，子どもの兄弟姉妹，祖父母等）も焦点化される。子どものこころと身体の健康は，子どもの生活に関わる家族からの影響を強く受けるため，両者を切り離して考えることは非現実的で不適切だからである。対象となる子どもとその家族は，何らかのリスク要因がある場合に限定されることが多いが，既述の②早期介入／健康増進モデルに基づけば，そうでない場合も考えられる。

　設定・媒体：病院，クリニック，保健センター等の施設において個別あるいは集団で支援を行う施設型，家庭訪問を実施し家庭において支援する家庭訪問型，また，電話・インターネット・電子メールといった電子媒体を用いて仮想空間で支援を行う方法（仮にメディア型とする）があり，それぞれに長所と短所が考えられる。施設型では，集団での支援における効果が期待でき，支援者側のコスト（たとえば，移動に伴う時間・費用・労力，必要とするスタッフの数）が効率化できる反面，子どもと家族の負担（移動に伴う時間・費用・労力）や非日常場面での支援になるといった問題が考えられる。家庭訪問型では上記の支援者側のコストが高くなる反面，子どもと家族の移動に伴う負担が少なく，日常に即し

た支援ができるという利点がある。また，昨今の，電子メールやインターネットの一般的普及に基づくメディア型では，時間や空間に拘束されず手軽に匿名で情報交換や相談等ができる利点があるが，多種多様な情報の氾濫を招きやすい。支援の提供方法にしても，利用方法にしても大いに検討すべき状況である。

内容：①安定化／危機介入型プログラムでは，心身の安全，経済的安定，安定した住居，育児方法といった緊急的なニーズに対応した内容が求められる。利用できる制度や施設といった地域資源についての情報提供や，必要に応じて適切な機関に連絡することも必要とされる。一方，②早期介入／健康増進型プログラムでは，このような緊急的なニーズに加えて，子どもと家族の心身の健康の促進が焦点化される。何か特定の問題に対処するというよりは，子どもの身体的・情緒的・知的発達を促し，健やかな家族の発展を支える基盤づくりが重視される。たとえば，保健指導，栄養指導，親子相互作用やコミュニケーションの促進，等が含まれよう。

　支援の内容を考える際，指示的・指導的に子どもや家族にはたらきかける態度と受容的・共感的にはたらきかける態度が区別される。子どもや家族の問題点（よくない点）を指摘してその改善を直接家族に要求するような前者の態度は，家族の自信喪失や育児ストレスの増大を招き，子どもとその家族の心身の健康を育む「乳幼児精神保健」の理念と矛盾する。むしろ，既に実行できている点（よい点）を見出し家族と共に振り返り，確認・賞賛する，また，家族の思いに傾聴するという後者の態度の方が家族の負担も少なく，育児に対する自信を高め育児ストレスを低減させるという点で効果的であろう。

評価：子どもや家族に対して行う支援は果たして適切なのか，効果があるのか。このような視点で，実施する支援プログラムを評価することは必要不可欠である。独善的な解釈・判断で支援を実施・継続する危険を回避でき，よりよい支援の方向性を探ることに通じると考えられるからである。評価のためには，どのような支援を行ったかについての記録が必要になる。また，支援の効果をどのように測定するのか，その方法について，支援プログラムを計画する段階から意識することが必要である。

　支援の記録については，統一した記録用紙を準備する等，支援者間で情報を共有できるような工夫が必要である。また，支援者間で意見交換できる場を設

定したり，助言・指導を求めることができる指導者（スーパーバイザー）を確保したりすることも有益である。

　支援の効果の測定方法としては，対象者である家族の満足度や感想等に注目する質的な方法と客観的なアセスメント用具を利用した量的な方法が区別される。前者では，支援する側と受ける側の主観的な側面が反映され，単純に数値化された客観的指標では捉えきれない側面に包括的にアプローチすることが可能と考えられる。しかし，主観的側面を重視するあまり，主義・主張を異にする専門家間での情報や認識の共有が困難になる危険性も潜在する。一方，客観的指標に基づく量的な方法では，偏った主観性や解釈の多重性を回避し，科学的根拠に基づいた共通認識や結論を導くことができる反面，現象の一部，それも数値化できる側面しか捉えきれないといった危険性が潜在する。両者は，どちらが優れているかと優劣をつけたり，相反したりする関係ではなく，互いの長所と短所を相補う関係にあり，両者を組み合わせて用いる方がより現実的であろう。

　支援の効果を測定するのに量的方法を用いる場合，子どもと家族のどの側面に注目するのか（測定すべき変数），そしてその側面をどのように捉えるのか（測定方法）について事前に明確にする必要がある。たとえば，母親の育児に関わるストレスに注目する場合，測定すべき変数は「母親の育児ストレス」となり，育児ストレスという構成概念を測定する方法として何が適切か考えることになる。育児ストレスをはじめとするさまざまな構成概念を測定するために，各種アセスメント用具が開発されている。育児ストレスについては，日本版 PSI（Parenting Stress Index）[6]という尺度が広く使用されている。これは，育児ストレスについて母親自身に記入してもらう質問紙形式の尺度であるが，育児ストレスを得点化して扱うことが可能となる。このように得点化された育児ストレスが，支援を受ける前後でどのように変化するのかに注目することで支援の効果を測定することができる。

　しかし，変数の事前事後の変化という単純比較だけでは，支援の効果の有無を断定することは危険である。支援以外の要因が混入する可能性を否定できないからである。このような場合，支援を受けるグループ（介入群）と受けないグループ（コントロール群，または統制群）を設けて，両群の変数の比較によって効果を判断する手法が利用される。これは，支援を受ける前の段階において，同じ条件のグループを複数準備することを意味する。すなわち，支援を必要と

する人々を，支援する群としない群に割り当てることになり，支援を必要としているにもかかわらず，敢えて支援しない人々を設けるという矛盾を生じさせる。支援の必要性の有無に関係なく対象者をランダムに群分けする方法が理論的には理想的ではあるが，実践レベルでは，重大な倫理的問題を発生させることになる[7]。このような実践面でのジレンマを解決すべき方法は，準実験デザインに関するCookらの文献[7,8]に詳細が記されており，Ⅱ 介入効果の評価法（p.142～）でも扱うのでここでは省略する。

また，支援プログラムの評価を考える際，短期的評価と長期的評価がある。短期的には支援の効果がみられるが長期的にはみられなくなる場合，また，その逆の場合もありうるし，短期的にも長期的にも効果が持続する場合もあるだろう。計画する支援が何をめざすのかを事前に明確にすることで，どの視点から評価すべきかが決定されるであろう。

3．プログラム運用に関する問題

以上，支援プログラムの対象，設定・媒体，内容，評価についてみてきたが，次にプログラムの運用面の問題について，支援者，資金，制度の視点から考えたい。

支援者：誰が支援者となるのか，すなわち，計画した支援プログラムを実施するのに適した人材をどのように確保するのかという問題がある。ひとつには，既存の資格を持つ専門職（たとえば，看護師，保健師，助産師，臨床心理士，社会福祉士，保育士等）がありうるし，そのプログラムのために新たにスタッフを養成することも考えられる。たとえば，「乳幼児精神保健」スペシャリストとして，独自に人材を育成するのも一案であろう。その場合の教育・訓練の方法については更に検討する余地がある。

資金：支援プログラムを実施するのに必要な経費（アセスメント用具代，人件費，交通費等）をどのように確保するかという問題がある。ひとつには，官民の研究補助金を得て研究ベースで支援プログラムを実施する方法がある。また，行政の補助事業としての補助金やNPO，学術団体，民間財団の事業補助金を利用する方法もあろう。

制度：独自に支援プログラムを計画し実施する場合もあるが，既存の制度やプログラムと結びつけて計画・実施することも考えられる。カナダにおいてであるが，従来の「産前栄養プログラム（Prenatal Nutrition Program）」（高リスクの妊婦に対して妊産婦健診の交通費やミルクのクーポン券，地域健康センターでのサポートを提供する国のプログラム）に参加する母親のうち，特に問題がある者に対して「親支援プログラム（Parent Support Program）」（住居・収入・安全の確保等の緊急なニーズに対応し，その後，全般的な家族ケア計画に移行する）を実施するという例もある[1]。

4. NCATS/NCAFS に基づく育児支援プログラム

ここでは，具体的な支援プログラムの例として，廣瀬ら[2~5]による育児支援プログラムを紹介する。このプログラムは，米国ワシントン大学看護学部のBarnardらによって開発された親子相互作用アセスメント尺度であるNCATS/NCAFS（Nursing Child Assessment Teaching / Feeding Scale）[9,10]を利用して行われた。NCATSは親子の遊び場面，NCAFSは授乳・食事場面における親子双方の行動を観察してコーディングする尺度である。観察のポイントとなるのは，cueの種類やタイミング，そのサインに対する母親の対応（視線，言葉かけ，顔の表情，身体接触等）とタイミング，また，母親のはたらきかけに対する子どもの反応といった個々の行動であり，それぞれが項目として設定されている。これらの項目は，親子のやりとりのよい点（strength）を見出す指標としても利用でき，この指標を用いて本プログラムでは，早期の母子相互作用があまり円滑でないと判断された母子に対して，よい点を賞賛して肯定的なフィードバックを返すという手法で母子相互作用を促進することをめざした。本プログラムは，早期母子相互作用の促進が育児を円滑に進めるうえでも，子どもの発達を促進するためにも重要であるという国内外の知見に基づくもので，Drummondらの実践モデルの②早期介入／健康増進型に属すると捉えられる。

対象：支援の対象は健康な母子とし，初産で未就労の母親，核家族という条件を満たす者であった。出産した病院に1カ月健診に訪れた母子に対して，研究の趣旨を紹介し協力を依頼した。承諾が得られた54組を対象とし，子どもが3カ月齢時に全対象者を家庭訪問して，NCATSを用いた母子相互作用のアセスメントを実施した。NCATSは高得点ほど母子相互作用が良好と判断され

るので，その得点が低いことは支援が必要であることを示唆する[9]。そこで，NCATS得点が低い約半数の母子28組に支援が必要と考え，介入群とした。一方，高得点の母子26組は，支援の必要性が低いとみなしてコントロール群に割り当てた。母親の年齢や教育年数，家庭の収入，子どもの性別といった両群の条件に統計学的に有意な差はなかった。

設定と内容：本プログラムは，家庭訪問を実施して母子相互作用を観察し，母親のよい点をフィードバックすることを中心に進められた。この利点として，①NCATS/NCAFSの項目を指標として利用することで，母親にはたらきかける具体的なポイントが明確になる，②家庭訪問を実施するため，家庭という場において日常生活に即して支援できる，③母親が既に実行できている好ましい行動に注目するため，母親の負担が少なくて済む，という3点が挙げられる。

家庭訪問のスケジュールは，3カ月齢時の遊び場面の母子相互作用のアセスメントの後，介入群へは6，9，12，15，18カ月齢と約3カ月ごとに計5回，コントロール群へは9と15カ月齢に計2回実施した。介入群の家庭訪問では，遊び場面と食事場面の母子相互作用をビデオカメラで録画し，NCATS/NCAFSの項目に沿って母親の良い部分を賞賛して肯定的にフィードバックした。同時に，母子の心身の健康状態や育児ストレス，子どもの発達についての育児相談やアセスメントも行った。コントロール群の家庭訪問でも同様のアセスメントを行い，母親からの質問等にも応じたが，肯定的なフィードバックは返さなかった。

実施されたアセスメントは次のとおりである。遊び場面の母子相互作用についてはNCATS[9]を，授乳・食事場面における母子相互作用についてはNCAFS[10]を，母親の育児ストレスについては日本版PSI (Parenting Stress Index)[6]を，子どもの発達についてはKIDS (Kinder Infant Developmental Scale)[11]を使用した。日本版PSIとKIDSは自記式の質問紙形式の尺度である。NCATS/NCAFSでは母子相互作用が良好であるほど高得点が得られ，日本版PSIでは育児ストレスが低いほど低得点となる。また，KIDSでは発達指数が得られる。

評価：本プログラムの効果については，育児ストレスの低減と子どもの発達の促進に注目して，量的な評価を中心に行った。まずは母親の育児ストレスにおける支援の効果について述べる。日本版PSI得点を分析し，支援開始前（3

カ月齢時）の両群の育児ストレスが同程度であることを確認した．そして，支援を受けた前後で得点に変化が見られたかを群ごとに検討し，支援の効果の有無を検討した．評価する時点を2カ所（9カ月齢，15カ月齢）設け，短期的な効果と長期的な効果を検討した結果，9カ月時点で介入群では育児ストレスが低減するという介入効果が見られたが，15カ月時点では両群の傾向に大差は見られなかった．すなわち，短期的な介入効果が顕著に認められたことになる．次に，子どもの発達における支援の効果についてであるが，KIDSによる発達指数を分析した結果，9カ月齢では両群の子どもの発達は同程度と捉えられた．各群において，9カ月齢と15カ月齢の発達指数を比較すると，両群とも総合発達指数の伸びが見られたが，介入群のみで言語の表出面の発達が伸びていたことが示唆され，介入効果のひとつと捉えることができた．

支援者・資金・制度：本プログラムの支援者は，看護師，保健師，助産師，臨床心理士，社会福祉士等であり，事前に本プログラムのための講習を1日受けている．プログラム継続中は，月1回のミーティングを開いて報告や意見交換の場とした．本プログラムは，民間の研究助成金である三菱財団社会福祉事業助成金（平成13年度）を主たる活動資金とし，予備的研究という位置づけで進められた．また，乳児1カ月健診という既存の制度を利用して対象者のリクルートが行われた．

おわりに

以上，乳幼児とその家族に対する支援プログラムの計画について述べ，具体例の紹介を行った．ここで紹介したプログラムには，例数の少なさ，検討すべき変数，既存制度との関連等について改善の余地もあるが，乳幼児精神保健の実践として今後もさまざまなプログラムが計画・実行されることが期待されよう．

【引用文献】

1) Drummond, J. E., Weir, A.E., & Kysela, G. M.: Home visitation practice: Models, documentation, and evaluation. Public Health Nursing, 19 (1) ; 21-29, 2002.
2) Hirose, T., Teramoto, T., Saito, S., et al.: Preliminary early intervention study using NCATS in Japan. Pediatrics International, 49; 950-958, 2007.

3) 寺本妙子,廣瀬たい子,斉藤早香枝他:NCASTに基づく育児支援プログラムの評価——母親の育児ストレスと子どもの発達からの検討.小児保健研究, 65 (3); 439-447, 2006.
4) 寺本妙子:発達と母子相互作用,育児ストレス——早期介入研究の評価を通じて.小児看護, 29 (10); 1396-1400, 2006.
5) 斉藤早香枝,寺本妙子:NCASTに基づく肯定的フィードバックの効果と意義——介入により育児ストレスの軽減がみられた2事例より.小児看護, 30 (3); 385-389, 2007.
6) Abidin, R. R. 原著,兼松百合子,荒木暁子他著:PSI育児ストレスインデックス,雇用問題研究会, 2006.
7) Shadish, W.R., Cook, T.D., & Campbell, D. T.: Experimental and Quasi-experimental Designs for Generalized Causal Inference. Houghton Mifflin Company : New York, 2002.
8) Cook, T.D., & Campbell, D.T.: Quasi-experimentation: Design & Analysis Issues for Field Settings. Houghton Mifflin Company: Boston, 1979.
9) Sumner, G., & Spietz, A.: NCAST: Caregiver/Parent-child Interaction Teaching Manual. NCAST Publications: Seattle, 1994.
10) Sumner, G., & Spietz, A.: NCAST: Caregiver/Parent-child Interaction Feeding Manual. NCAST Publications: Seattle, 1994.
11) 三宅和夫監修,大村政男,高嶋正士他著:KIDS乳幼児発達スケール第3版.発達科学研究教育センター, 1991.

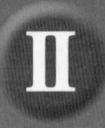

II 乳幼児精神保健介入効果の評価法

[大森貴秀]

はじめに

　あるケースに対して乳幼児精神保健活動を実施したとき，その活動がその子どもの精神保健に対して効果を持っていたのか，持っていたとしてどの程度の効力を発揮したのかを確かめることは，さまざまな点で重要である。たとえば効果を目に見える形で示すことは，親の満足度を増し，彼らの協力をより得やすくなり，親自身の精神保健も向上させることにつながる。また，効果の程度によって活動内容に修正を加えることで，その後の活動の効率を高めていく助けともなる。

1. 基本的な効果評価の論理

　ある支援活動が乳幼児の状態を向上させる効果を持っているかどうかを確かめる試みには，最低限3つの要素が含まれる。それは，「事前の状態の測定」，「活動の実施」，「事後の状態の測定」である。私たちが効果を認めるには，乳幼児の状態が変化したことを観察する必要があり，変化を知るには事前，事後2回の測定は不可欠である。これはどのような効果評価のデザインを考えようともすべてに共通しているといってよいので，支援活動の効果を示す必要があるときには，活動をはじめる前にそのケースの状態を測定しておくことは必須である。

ではこの事前，事後の測定さえ行えばよいかというと，多くの場合それだけでは効果があったことを十分に証明できるとはいえない。観察された変化が他の理由ではなくその活動によってもたらされたものであるという因果性を皆に認めてもらうにはさらにいくつかの工夫が必要である。後の効果測定デザインの節でそのいくつかの方法を紹介する。

2．効果測定の指標

　前節で「事前・事後の状態の測定」と述べたが，状態を測定するには当然測るための指標（測度，尺度）が必要である。この指標には，発達検査のような既存の確立された用具を用いる場合と，目的に合わせて新しく作ったものを用いる場合とがありうる。どちらの場合であっても，効果を適切に評価できるよう押さえておくべきポイントがいくつか挙げられる。

　測定対象：その指標が何を測るものなのかについては，検査名などから漠然と理解している気になるが，それを明確に文章化された定義として把握しておくことは重要であり，とりわけ心理社会的な指標ではそうである。たとえば「発達検査」が発達の状態を測るためのものであることは明らかだが，どのような理論に基づいてどのように発達の構造を考え，いくつの側面を調べているのかを確かめておくことで，分析結果を解釈する際にどの側面の発達について効果が示されたのかより具体的に考えることができる。また，乳幼児の精神保健は非常に多くの側面からなる複合的な概念と言えるので，発達検査，生活チェックリストといった複数の指標を組み合わせることで漏れのない測定を実現することも考える必要がある。その際の現実的な指針として，そこで用いている支援活動の効果がもっとも強く直接的に現れると思われる側面の個別的な指標と全体的な精神保健指標とを両方組み込んでおくことで，効果が証明されやすくなる。

　測定範囲：乳幼児の能力や状態を測定する場合，その指標がどの程度の能力範囲をカバーできるものであるのか，言いかえるとその指標の最低点，最高点がどのあたりなのかを知っておくことも重要である。基準が甘すぎて多くのケースが最高点をとってしまう場合（天上効果）や，逆に厳しすぎて皆が最低点をとってしまう場合（床効果）には，分析結果がゆがめられてしまう危険が

ある。特に問題のあるケースをスクリーニングする目的を含んだ検査の場合などは，極端なチェック項目を含むことが多いので，問題のないケース群の中の差異を吟味できる敏感さを持った指標なのかどうか確かめておくべきである。

　適用年齢：乳幼児に支援活動を行う場合，発達的に多様な段階にある子どもに対して測定を実施することが必要である。そのため，用いる指標の適用年齢がその範囲をカバーしているかどうかを考えておかないと，ケース間，あるいは事前と事後の測定で異なる指標を使わざるをえないというような事態になりかねない。

　測定コスト：測定にあたってどれくらい時間がかかるのか，費用がいくらかかるのか，測定する側の人員がどれだけ必要なのか，測定される側の親・子にどの程度の負担がかかるのかといった種々のコストを考慮して，どの指標を用いるか現実的に判断することも重要である。

　以上のようなポイントをおさえながら，できるだけ効率のよい測定が行えるようあらかじめ指標を慎重に決めておくことが，評価作業途中でのトラブルやケースの脱落，分析時の不備を未然に防ぐことにつながる。

3．効果評価のデザイン

　乳幼児の精神保健を向上させる目的で行うある活動(たとえば定期的な家庭訪問)が有効であるかどうかを調べるにはさまざまなやり方が考えられるが，ここではもっとも一般的なやり方である一定の活動内容を提供した多数のケースから得られた集団データを分析する場合を考える。ここでは詳しく触れない他の方法として，ひとつあるいは少数のケースに対して行った活動の効果を分析するものもあり，その場合は行動分析学などで多く用いられてきたケース内の条件間比較をもとに効果を評価する[1]。

　社会科学の分野においてある変数操作の効果を調べる場合，もっとも基本的な手法がこの集団データを用いたものであり，それは看護学において支援活動の効果を確かめたい場合にもあてはまる。この分析では，各ケースの個別の事情を超えた活動内容の一般的な効果を確かめることができるため，新しいアプローチを構築しようという場合に特に有効である。支援を受ける側にとっては，あらかじめその分析結果を見ることでそれが有効な方法であることを確かめた上で利用しはじめることができる。一方で集団データをとるためには人的，金

銭的，時間的にある程度の規模の資源を注ぎ込むことが必要である。また測定の途上で柔軟な変更を行うことが難しいため，活動を開始する前にさまざまな点をよく吟味して測定デザインを議論し，計画しておくことが不可欠となる。

　先に述べたように，評価デザインにおいては起こった変化の原因が他の要因ではなく確かに支援活動にあることをどのように示すのかがポイントとなる。集団データを用いる場合，支援を受けたケースと受けなかったケースとの間の比較を行い，両者の変化の有無あるいは変化量の差異によって説得力を出すことになる。通常は，この支援を受けるケースと受けないケースで2つの群（支援群，統制群）をもうけ，群間比較によって差異を検討する。このときの群分けのやり方によって，等質な群間比較と等質でない群間比較とに大別できる。

（1）等質な2群を用いたデザイン

　群分けは通常事前の状態測定の後に行うが，このとき状態が等質となるようにするのが等質な群間比較である。たとえば，ある支援活動が育児行動を改善させることを示したい場合には，事前に測った育児行動の指標をもとに，同点のケースをペアリングしていき，各ペアの片方を支援群，もう片方を統制群に振り分けるのである。これによって，育児行動の質の分布が等質の2群を構成することができる。また，結果に影響しそうな他の変数（親の年齢や家族構成など）がある場合には，これらもできるだけ同じになるようにペアリングを行うことで，後の解釈上の問題の芽を摘んでおくことになる（たとえば，「支援群がより改善したのは他の家族メンバーからの援助が多かったためではないのか」といった批判を避けることができる）。

　事前と事後の測定での変化量だけを問題として群間比較するのであれば，支援群のほうが変化量が大きいことを示せば済むので，必ずしも最初の状態が同じである必要はないように思える。このような等質な2群を用意することが強くすすめられるのは，後の等質でない群間比較で述べるようないくつかの解釈上の穴を未然にふさいでおくことができるからである。

　精神保健の支援活動の効果評価に限らず，データ分析結果を示す際の一般的な手順は，まず視覚化（グラフなどを描く）し，そこから読み取れる傾向・差異を統計的手法によって確かめるというものである。等質な群間比較で効果を示すグラフの典型例は図1のような形となる。各データポイント（グラフの黒丸，白丸）は各群の平均値である。事前測定の段階では等質なので，両群はほぼ同

図1 等質な群間比較の典型例

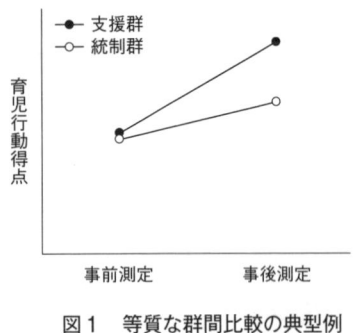

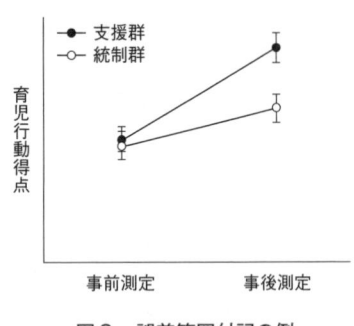

図2 誤差範囲付記の例

じ位置にプロットされ，事後測定での高さの違いが群間の変化量の違い，すなわち支援の効果を示す。

　この違いが確かなものであることを保証するために行うもっとも一般的な統計手法は，分散分析（ANOVA）である。より具体的には，「ケース群（支援・統制）を被験者間（between subject）要因，測定時点（事前・事後）を被験者内（within subject）要因とした2×2の2要因分散分析」である。この分析で交互作用（interaction）が有意となり，下位検定（測定時点の各水準におけるケース群の単純主効果の検定）において事前測定では群間に有意差がなく，事後測定では有意差があれば，図で見て取った変化の違いが統計的にも確かめられたことになる。

　この分散分析で上記のような有意差が得られるかどうかは，平均値だけを視覚化した**図1**のグラフからは予測できない。分散分析はその名の通り分散の分析であり，各群のデータの分散（ばらつき）の程度が結果を左右するからである。そこで，分散分析やt検定などに対応する平均値のグラフでは，各データポイントに誤差範囲（エラーバー）を付記して分布の程度を示すことが望ましい。その例が**図2**に描かれた上下のT字型のものである。これの上下それぞれの長さとして，各データの標準偏差をデータの個数nの平方根で割った値である標準誤差（standard error）を用いることが一般的である。検定によって有意差が出る場合には，データポイントの高さの差異がこの誤差範囲よりも相対的に大きくなる。逆に両群の誤差範囲が重なっているような場合には，有意差は出ないことが多い[注1]。

　また，データが平均値の検定に適さないような場合（たとえば指標が順序尺度である場合）には，順位検定を用いることも考えられる（たとえば事前，事後で別々

にマン-ホイットニーの U 検定を行うなど）。

(2) 等質でない2群を用いたデザイン

　等質な2群をつくった場合，各ケースがどちらの群に入るかと事前の状態の高低は無関係となる。たとえば育児行動に問題があるケースもないケースも均等に両群に振り分けられる。このデザインは，大規模な支援プログラム開発プロジェクトの一環として効果評価を行うなどのように，研究的な色合いの濃い場合に多く見られる。そこでは，将来的に多くの乳幼児の精神保健を向上させてくれる有効な支援方法を手に入れることが第一の目的であり，測定の時点で参加した個々の乳幼児の精神保健向上は二番目の目的となる。けれども実際の臨床場面で行う研究においてこの優先順位を厳密に守って実施することは難しく，この2つの目的をバランスよく両立させて測定しようとする試みがなされることが多い。つまり，支援ニーズの高いケースをできるだけ支援群に割り当てた上で，説得力のある分析結果を示そうとするのである。そのための測定デザインが「準実験デザイン（quasi-experimental design）」と呼ばれるものである。これについては，Cook と Campbell [2] や Campbell と Stanley [3] に詳しく述べられている。ここでは要点に絞って紹介していく。

　「準実験」とは，実証的研究において変数のいずれかが十分に統制できない場合を指す。ここでは，事前測定での乳幼児の精神保健の状態を等質にするという統制ができないために準実験となっている。この場合に等質な群間比較と同様の効果評価分析を行ったときに描かれるグラフの典型例が図3である。支援を必要とするケースが支援群に偏って振り分けられるため，事前の測定では支援群の平均値が統制群よりも低くなる。支援を受けることによって支援群の状態が改善し，事後測定では両群の差が小さくなるという形になる。

　このグラフに応じた統計分析としてまず考えられるのは等質な群間比較同様に分散分析である。その結果交互作用が有意となり，事前では群間に有意差があり，事後では有意差がなければ，事前・事後で群による変化が異なったことが示される。しかし，このデザインの場合，支援の効果があったとしても事後測定において群間差が有意でなくなるところまで差が縮まるとは限らないため，確実な分析とはいえない。そこで別の分析として，各ケースで事後の値から事前の値を引いた変化量を求め，その変化量の各群での平均値をグラフ化し（図4），その違いを t 検定で確かめるというやり方が考えられる。ただし変化

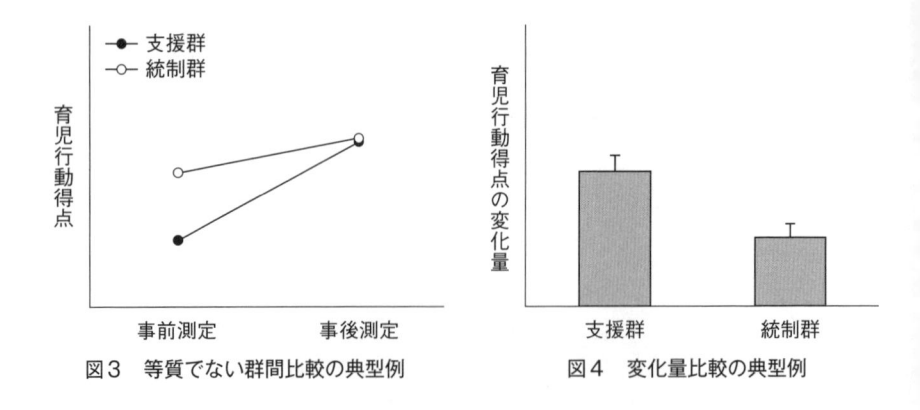

図3　等質でない群間比較の典型例　　　図4　変化量比較の典型例

量を用いるためには，指標が引き算可能である（間隔尺度以上）であることが必要である。

　このように等質ではない群間比較でも同様の効果評価が可能であるように見えるが，そこにはこのデザイン特有の解釈上の問題点がいくつか存在している。

　成熟効果：事前−事後の変化量の群間差が支援の効果であると言えるのは，本来なら両群で変化量が等しいはずだったと考えているからである。しかしここで測定されているのが乳幼児の知的能力のように発達するものであった場合，事前測定での得点の違いが両群の成熟速度の違いを示している（統制群の子どもの方が発達が速く早熟なために事前測定の時点で知的能力が高かった）可能性がある。この場合，早熟な子どもはその後の発達速度も速いであろうから，支援を行わなくても変化量に違いが生じていたかもしれず，実際のデータでの変化量の差異が支援の有無と発達速度の違いのどちらよるものかわからなくなってしまうのである。これを成熟効果と呼ぶ。支援研究では**図3**のように当初は支援群の側の成績が低いことの方が一般的である。その場合，差を広げようとする成熟効果と，差を縮めようとする支援効果が相殺して，変化量の差が小さくなり，支援効果がないと判断（または過小評価）してしまう危険につながる。

　用具の測定範囲：支援の必要なケースでは難しい課題が，そうでないケースではまったく問題なくこなせてしまうというように，両者の能力の差異が著しいことが臨床場面では珍しくない。その場合，1つの検査用具では両者の能力範囲をカバーできないために統制群では皆が最高点をとってしまい，先に述べた天井効果が出て見せかけの支援効果が現れる危険がある（**図5**）。この問題は，

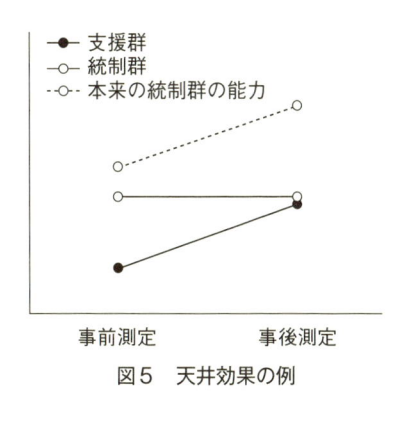

事前測定の時点でデータの分布を注意深く吟味し天井効果の有無を確認することである程度防ぐことができる。

回帰効果：支援活動の効果評価のように活動前の成績差が活動後に縮まる（キャッチアップする）という形の場合（図3），回帰効果はかなりやっかいな問題である。あらゆる変数の測定データにおいて，事前測定で平均から離れた値のケースで群を構成した場合，何もしなくても次の測定では群の平均値が全体の平均値に近づく（回帰する）性質がある。この回帰効果の理由については，南風原[3]がわかりやすく説明している。この効果のために，何もせずとも支援群と統制群の成績が事後テストで近づくと予想されるため，図3のような傾向が支援効果の証明とならないのである。

履歴の効果：この効果は，支援以外の特定の出来事を片方の群だけが経験したり，あるいは，両群が同様に経験した出来事の影響が群によって異なるために，事前－事後の変化量に差異が出てしまうものである。前者としてたとえば，支援群の方が育児上の問題が多いため，親が一般のサービス機関との接触を密にし，そのために大きく改善する可能性がある。後者の例としては，両群ともに定期健診に参加し同程度のアドバイスを受けても，もともと成績の低かった支援群の方がアドバイスがより役に立ったために向上の度合いが強くなってしまうといったことが考えられる。

以上のようなさまざまな問題が，等質でない群間比較デザインにはつきまとう。そこでデザインに修正を加えてこれらを回避しようとする工夫がいくつも考案されている。その中でも乳幼児の精神保健に関する領域で比較的実現がしやすいのは，複数回の事前測定を含むデザインである。このデザインでは支援群，統制群ともに測定時点を増やし，事前測定1，事前測定2，事後測定という3回で構成される。事前測定1と2の間の変化量が群間で等しい，すなわち支援がなければ両群の変化量が変わらないことを確かめてから支援すること

図5 天井効果の例

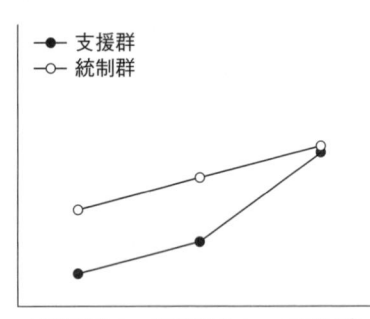

で，上記の効果の介在の危険性を抑えることができる（図6）。事前測定1と2の間では両群の扱いに違いはないので，実際の群分けは事前測定2の後に行ってもかまわない。そうすれば，図6のように事前1－事前2で平行なラインが描かれるように，できるだけケースの振り分けを按配することができる。また，理想的には3回の測定間の時間間隔が等しいことが望まれるが，実施期限や費用面での制約のある実際の支援活動において，支援前に何もしない期間を設ける余裕はなかなかない。その場合，短期間に2回の事前テストを行うだけでも，結果の説得力を大きく向上させてくれるはずである。

図6 複数回の事前測定を含むデザインの典型例

（3）もう1つの視覚化法　事前－事後散布図

事前・事後測定による集団データを視覚化する別のやり方がある。図1や3では，データポイントは各群の平均値を示している。その場合，群内の各ケースの特徴はまとめられてしまっている。これをそのまま見て取れるように視覚化する方法の1つが，事前測定の値を横軸に，事後測定の値を縦軸にとって，各ケースをデータポイントとしてプロットした散布図である（図7）。両群のデータポイントは，等質な群間比較であれば横軸方向の同じ範囲に散らばり，等質でない場合は左右に分離する。事前事後の値が高い相関をしていれば，この図のように右上がりの直線にまとまるはずである。

このプロットの利点は，支援の効果とこれまでに挙げた成熟効果，天井効果，回帰効果とを分離して吟味できる点である。支援効果は，両群のデータポイントのまとまりの高さの違い，厳密には群別に回帰直線を描いたときの切片の差異となって現れる。図7のように支援群の方が高ければ効果があったといえる（支援効果がなければ，両群が1本の直線上に来る）。この差異が有意かどうかを検定するには，共分散分析の使用が考えられる[1]。一方，成熟効果は回帰直線の傾きに現れる。事前測定の値が高いケースほど発達が速い（大きく変化する）のであれば，傾きが1よりも大きくなるはずである。天井効果については，データ

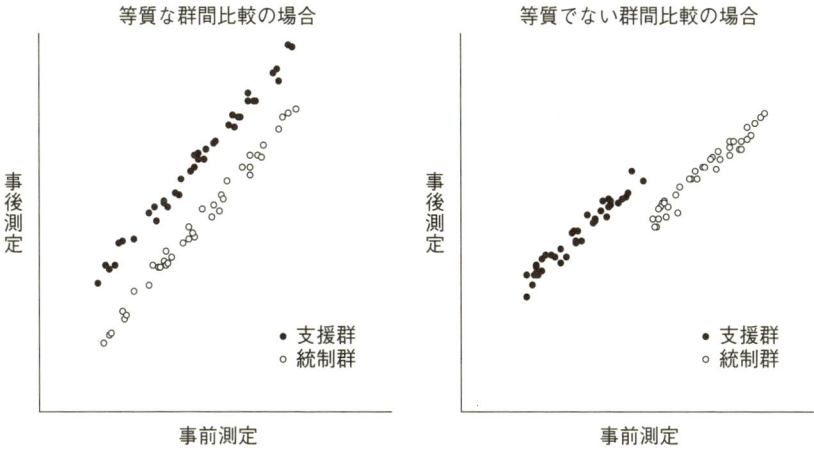

図7　事前－事後散布図の例

ポイントが文字通り天井につかえたように分布することから検出できる。回帰効果は事前－事後の相関が低い（データポイントが丸っぽい形にまとまる）ほど強くなるが，高さの違いとは直接関連しないので，支援効果との分離が可能である。

このように効果の分離ができる事前－事後散布図は，特に等質でない群間比較デザインにおいて有効な視覚化の方法である。ただしこれで支援効果を見出すためには，多数のデータを用いること，事前－事後の相関がある程度高い（直線関係が見て取れる）ことが必要であり，すべての場合に説得力のある結果を示してくれるとは限らないので，利用できる分析法の一つと考えて試してみるべきであろう。

おわりに

本稿では，乳幼児の精神保健を向上させるさまざまな支援活動において活動の効果を確かめるための方法を，特に集団データを用いた群間比較を中心に紹介した。効果を評価しておくことは重要であるが，実際の支援活動ではさまざまな事情から望ましいデータの測定が難しいことも多い。そのようなときでも，ここで挙げたようなポイントを考慮して，どこを譲歩してどのようなデータを収集すれば有効な分析が可能であるかを議論したうえで支援活動に入っていくことで，最大限説得力のある効果評価ができるのではないかと思う。

注1) 統計検定を繰り返し行う場合に有意性が妥当でなくなる「検定の多重性」の問題[4]を考える場合，グラフを吟味して有意差が出ないと判断して検定を行わなかったときには，暗黙のうちに検定を行ったとみなして繰り返し回数に含めるべきである。よって，多数のグラフを描いてみてから有意差が出そうなものだけ検定を実施するようなやり方には注意が必要である。

【引用文献】

1) 南風原朝和：準実験と単一事例実験．南風原朝和，市川伸一，下山晴彦編：心理学研究法入門――調査・実験から実践まで．pp.125-152，東京大学出版会，2001．

2) Cook, T.D. & Campbell, D.T.: Quasi-experimentation: Design and Analysis Issues for Field Settings. Houghton Mifflin : Boston, 1979.

3) Campbell, D.T. & Stanley, J.C.: Experimental and Quasi-experimental Design for Research. Houghton Mifflin : Boston, 1963.

4) 永田靖，吉田道弘：統計的多重比較法の基礎．サイエンティスト社，1997．

終章 わが国の乳幼児精神保健と看護の課題

［富田直子・廣瀬たい子］

PART 1　富田直子
国による支援

はじめに

　本稿では，わが国の看護職が乳幼児精神保健に関わり，看護職以外の専門職との連携をはかることで，より効果的な乳幼児精神保健の実践，研究，教育を展開するための課題と展望について論じる。

　まず，わが国の育児支援の実態を概観する。国の方針に従って展開されているものと，それでは不十分なところに目を向けた民間活動に大別される。

1．国による育児支援に関する施策

　1990 年，初めて「ひのえうま」に該当する年よりも合計特殊出生率が下がったことで，少子化の傾向が注目を集めた（1.57 ショック）。以後も下がり続ける出生率を受け，1994 年 12 月には「今後の子育て支援のための施策の基本的方向ついて（エンゼルプラン）」が，文部・厚生・労働・建設大臣の合意によって策定された[1]。これは，子育てを家庭の問題として捉えるのではなく，国や地方公共団体，企業や地域，学校，社会教育施設，児童福祉施設，医療機関などを含めた社会全体で取り組むことを目的とし，具体的には子育てと仕事の両立支援の推進，家庭における子育て支援，子育てのための住宅および生活環境の整備，ゆとりある教育の実現と健全育成の推進，子育てコストの軽減を目標とし[2]，その実現のために「緊急保育対策等5カ年事業」として多様な保育サー

ビスの拡充が図られた。その後エンゼルプランの見直しとして，1999年12月に少子化対策推進関係閣僚会議において「少子化対策推進基本方針」が決定され，具体的実施計画として「重点的に推進すべき少子化対策の具体的実施計画について（新エンゼルプラン）」が大蔵・文部・厚生・労働・建設・自治大臣の合意のもと，策定された。これは，保育サービスに加え，雇用・母子保健・教育環境，まちづくりにまで対象を拡げ，数値目標を設定したものである。また，2002年9月には，厚生労働省において男性を含めた働き方の見直し・地域における子育て支援・社会保障における次世代支援・子どもの社会性の向上や自立の促進・保育所待機児童ゼロ作戦などを柱とした「少子化対策プラスワン」がまとめられ，夫婦の出生力の低下という新たな現象を踏まえて少子化の流れを変えるべく，これまでの対策の見直しや，直ちに着手すべき課題について立法措置を視野に入れた強い姿勢で取り組むことを示した[2]。

　これを受けて2003年3月には「次世代育成支援に関する当面の取組方針」が決定され，この方針に基づき今後10年間の集中的・計画的な取り組みを促進するため，同年7月「次世代育成支援対策推進法」が制定された。地方自治体や，一定以上の規模の企業にも行動計画を提出するよう求めたのが，この法律である。同じ頃，少子化に的確に対処するための施策を総合的に推進するため，議員立法により「少子化社会対策基本法」が制定された。同法により，内閣府に特別機関として，内閣総理大臣を長に全閣僚によって構成される少子化社会対策会議が設置され，家庭や子育てに夢を持ち，子どもを生み育てることに喜びを感じることができ，子どもが心身ともに健康に育つ社会への環境の整備などを旨とした[1]。また，これに基づき，国の基本施策として「少子化社会対策大綱」を決定した。この中では「3つの視点」と「4つの重点課題」，「28の具体的行動」を提示している。これらの効果的な推進を図るため，2004年12月「少子化社会対策大綱に基づく具体的実施計画（子ども・子育て応援プラン）」が決定された 本プランは，少子化社会対策大綱の掲げる4つの重点課題に沿って，国が地方自治体や企業と共に計画的に取り組む必要がある事項について，5年間で講ずるべき約130もの施策と，その目標を掲げている。

　エンゼルプラン・新エンゼルプランでは保育関係の充実がめざされていたが，新たに若者の自立や働き方の見直しなどを含めた，幅広い内容となっている。また，サービスの受け手である国民の視線を取り入れ，「子どもが健康に育つ社会」「子どもを生み育てることに喜びを感じることのできる社会」へ，どの

程度シフトしたか理解しやすいよう，10年後にあるべき姿を提示している。これにより，市区町村の子ども・子育て応援プランは是が非でも推進されることとなった。それでもなお，半年間の人口動態において死亡数が出生数を上回るなどの少子化傾向が止まらないため，2005年10月には少子化社会対策会議の下に，関係閣僚と有識者で構成される「少子化社会対策推進会議」が設置され，さらにその下に少子化担当大臣と推進会議の有識者で構成される「少子化社会対策推進専門委員会」が設置された。

推進会議および専門委員会では，子ども・子育て応援プランに掲げられた3つの検討課題（地域や家族の多様な子育て支援・働き方に関わる施策・経済的支援）について議論が重ねられ，2006年5月に「これからの少子化対策について」と題した報告書を推進会議に提出した。ここでは①子どもの視点に立った対策が必要，②子育て家庭を社会全体で支援する体制が必要，③ワーク・ライフ・バランスの実現や男女共同参画の推進が必要，④家族政策という観点から少子化対策を推進することが必要，という4つの視点を掲げており，具体的には地域子育て拠点の拡充や人材育成，ネットワークの構築，保育サービスの拡充，放課後児童対策，小児科医・産科医の確保，育児休業取得の促進，女性の再就職推進，非正規労働者への処遇改善，妊娠・出産・子育てにおける経済的負担の軽減などについて触れている。

少子化対策の実効ある推進として，少子化担当大臣が地方に出向き，知事などの地方自治体トップと会合を行った。これらの会合や与党各党での議論を踏まえ，2006年6月に少子化社会対策会議にて「新しい少子化対策について」が決定された。総合的な少子化対策を推進する上で，子どもを家族が育て，家族を地域社会が支えるような社会であってこそ出生率向上のための施策が効果を発揮するため，社会全体の意識改革が必要であるとし，子どもと家族を大切にするという視点に立った施策の拡充が重要であると位置づけた。子育て支援策については，子どもの成長に応じて「新生児・乳幼児期（妊娠・出産から乳幼児期まで）」，「未就学期（小学校入学前まで）」，「小学生期」，「中学生・高校生・大学生期」の4期に分けて，20の施策を掲げている。目新しいのは，待機児童ゼロを掲げていた保育サービス分野で，病児・病後児保育について触れたことである。このほか，税制の検討，里親・養子縁組制度の促進・広報・啓発，シルバー人材の登用が重要施策として挙げられている[1]。

2. 医療分野における育児支援

次に，これらのことを受け，医療分野で展開されている育児支援について述べたいと思う。産科医や小児科医によって行われているものでは一般的な診療はもちろん，試験的な取り組みとしてはプレネイタルビジット（出生前小児保健指導事業。産科医の紹介で，通常は出生後の子どもを診療する小児科医が，早期にかかりつけ予定の小児科医と顔見知りになる・育児不安軽減・虐待予防という目的で妊婦を訪問する）や，ペリネイタルビジット（出生前後小児保健指導事業。プレネイタルビジットを実施していた中でも，大分県では2002年からは生後56日までの母子も対象とした）[3]がある。また，医師が個人的にホームページを作成して育児相談を受けたり，病気やケガへの対処法を掲載することも増えてきた。しかし，「子ども・子育て応援プラン」の中では，①子どもの病気に対し適切に対応できる体制整備，②子どもの健やかな成長の推進，③子どものこころと身体の問題への対応，④妊娠・出産の安全・安心の確保，⑤不妊に悩む者への支援，⑥成育医療の推進，が挙げられている。産科医・小児科医になりたがる人員の減少，診療施設における産科・小児科の閉鎖，不妊治療への医療費助成などは新聞やテレビで頻繁に報道され，危機的な状況が危惧されている。

医師以外の医療従事者，たとえば看護師・助産師・保健師によって行われるものでは，育児支援家庭訪問事業・母乳育児支援・育児相談・乳幼児健診・障害をもつ子どもと家族へのケアなどが挙げられ，特に訪問型事業については2007年度から生後4カ月までの全戸訪問事業（こんにちは赤ちゃん事業）が制度化された[4]。これらは出産後，家庭に戻り本格的に育児が始まった母親が，新生児と一対一で生活する中で増長する不安やイライラ感を減ずるために行われ，保健センターなどで開催される育児サロンでは子どもの発達を見るだけでなく，母親たちをネットワーク化することでピアカウンセリングの効果を期待するものもある。

3. 公的機関・民間団体による育児支援

少子化対策と連動して子どもに関わる部分の法改正も相次ぎ，児童福祉法や児童虐待の防止等に関する法律などの改正も相次いでいる。これらは，保育園・児童館における育児相談や未就園児への開放，子ども家庭支援センターや地域

子育て支援センターでの相談義務の発生、などという形で現れている。最近では、市区町村と住民が協働して子育て支援情報を発信している例も見受けられる。

民間の育児支援も多様な活動が展開されている。企業で行っているものとしては、ファミリー・フレンドリー企業として表彰されるような、休業制度の充実・就業時間の自由裁量・従業員専用の託児所の設置・それらが利用しやすい雰囲気作りであったり、育児関連商品を扱う企業による母親ターゲットの情報交換用サイトの運営[5]、インターネットプロバイダが提供する育児サイトにおけるサイト内で専門家を交えた育児相談の実施[6]、絵本を出版する企業や書店による読み聞かせ[7]、食品・日用品宅配業者による配送料減額や独自のひろば運営[8]、新聞社による子育て支援活動への取組み表彰[9]、育児番組を放送しているテレビ局による情報交換用サイト運営[10]などが挙げられる。

NPO法人が行っているものとしては、ひろば運営・支援ボランティアなどの人材育成・一時保育・機関紙発行が多く、実際に母子と関わり合う事業が主流であるが、母親たちが自主的に運営しているサークルを繋げようとする団体[11]、遊び場や授乳スペース、エレベータの有無など子連れでの外出に役立つマップを作成する団体[12]、母親に勉強の機会を与え、ゆくゆくは育児中の母親自らが政策評価を行ったり実態に即した提言を行うことを目的とする団体[13]、地元タクシー会社に働きかけて子連れでも外出しやすくするモデルを作り上げた団体[14]、父親が子育てに参加する契機を作ろうとする講座を行う団体[15]、被災地における支援を行った団体[16]もある。

最近ではパーソナルコンピュータの普及で個人がホームページやブログを運営することも多く、またソーシャル・ネットワーキング・サービスを利用して同じことに興味を持つ人々が仮想コミュニティを形成することも増え、頻繁に情報交換がなされている。特にインターネット上では、早産児や低出生体重児、障害をもつ児を養育する家族が、周囲に理解されづらい児の成長や、発育・発達についての不安を吐露する等、意見交換が行われている。

PART 2　広瀬たい子
問題と課題

1．わが国の乳幼児精神保健と看護の問題と課題

　前述したようなわが国における育児支援の制度や実践活動を背景として，過去に行われた看護や心理臨床と，その近接領域における活動を言い換えるなら，乳幼児保健と呼ぶことができるであろう。その育児支援を見つめ直し，かつ，それを基盤として乳幼児精神保健の活動を積み上げ，理論も構築していけると考える。本書は，これまでの私たちが熱心に誠意を持って積み上げてきた実践と考えを見直すこと，それを，新しい日本の乳幼児精神保健と看護の礎とすることをめざすものである。そんなことを前提に，わが国の乳幼児精神保健と看護の問題について，わが国における育児支援の制度や活動を背景として，筆者らが行ってきた調査や研究の成果もふまえて，問題と課題について論じたい。

2．ハイリスク乳幼児と家族の育児支援

　廣瀬らは，ハイリスクの一要因である低出生体重児・早産児の育児支援について，2003年に日本の大都市近郊の1県とワシントン州シアトル地域とコロラド州デンバー市の訪問，およびインターネット検索による調査，および文献による日本の母子保健制度の調査を行った。その成果はすでに報告済みだが[17-22]，以下のような結果と考察を得た。

（1）米国における低出生体重児の育児支援
　米国政府は1935年にSocial Security Act, Title Ⅴを制定し，それに基づいて母子保健局 Maternal Child Health Bureau（MCHB）を設立した。当初両者の適用対象となったのは，主に小児麻痺等の肢体不自由児（Crippled Children's Services：CCS）であったが，1980年代に入ってからは，CCS Programが特別な保健ケアが必要な子ども Children with Special Health Care Needs（CSHCN）と改称された。そして，政府予算が全米のCSHCN事業に分配されるのではなく，州政府に予算配分を行い，子どもたちがさまざまなサービスを組み合わせて受けることができるよう州独自の運用にまかせた。たとえば2003年度にお

いて、ワシントン州のシアトル市を管轄する King 郡では、CSHCN が MCHB 予算の 30% を占めている。すべての州に、州全体を担当する CSHCN コーディネーターがおり、さらに州内の地域ごとに CSHCN コーディネーターが配置され、事業や予算の運用がまかされている。米国政府およびワシントン州は、「Special Health Care Needs を持つ子ども」を、「一般的健康維持のためのケア以上の、特別のケア (special health care) を必要としている出生から 18 歳までの健康問題や発達的問題を持つ子ども」と定義している。低出生体重児の場合は、2,500 グラム未満の子どもを含み、その他は喘息、がん、ダウン症、肺線維症、盲、運動発達障害児などが含まれる。この CSHCN program 適用に際して所得制限はない。なお、低出生体重児の多くが 36 週以前に退院を余儀なくされ、地域における育児支援が不可欠であった。以下に報告する米国の育児支援プログラムのほとんどは低出生体重児のみを対象とするものではない。

a. ワシントン州における低出生体重児の育児支援

Nurse Family Partnership (NFP)

第 2 部 (p.108〜) で紹介した David Olds による 20 年にわたる研究に基づいたプログラムであり、現在はコロラド州デンバー地区の全国児童・家族・地域センター National Center for Children, Families, and Communities in Denver Colorado が中心となっているが、全米で実施されているプログラムである。ワシントン州では Best Beginnings と称されており、39 郡のうち、5 つの郡で採用している。対象は、低所得や 20 歳以下で初産というハイリスクな母親と家族である。妊娠 20 週以前から同一保健師が家庭訪問を開始し、最初の 1 カ月間、および出産後 6 週間は週 1 回、その後 22 カ月までは月平均 2 回、22 カ月以降は月 1 回、子どもが 2 歳になるまで 60 回以上の訪問が継続される。プログラムの理論的枠組みは、Bowlby の愛着理論、Bandura の self-efficacy モデル、Bronfenbrenner の human ecology モデルである。成果として、虐待やネグレクトの減少、薬物・アルコール依存に起因する母親の問題行動の減少、子どものけがによる救急外来受診回数の減少、次回妊娠の減少・遅延等が報告されている。

First Steps Program

1989 年にワシントン州は Maternity Access Act を制定し、それに基づいて First Steps Program が設立された。このプログラムが適用される対象は、政

府による貧困レベル基準所得の185％以下の所得の家族における母親である。財源は政府と州によって分担されている。プログラム参加開始（妊娠中）から出産後60日までに10回の家庭訪問を受け，もし母親がハイリスク因子（薬物依存，18歳以下等）を持つ場合には出産後12カ月まで訪問が継続される。しかし，現在は母親がリスク因子を持たなくても，低出生体重児を出産した場合には子どもが1歳になるまで訪問を受けることができる。このプログラムを提供するメンバーは保健師，ソーシャル・ワーカー，栄養士，Community outreach worker（短大レベルの教育を受け，チャイルドシートの使用法や，書類の書き方等を母親に教える）等によって構成されている。

Parenting Partnership: Home Visiting Program for NIC Graduates At-Risk for Abuse

このプログラムは，第2部（p.107～）で紹介したタコマ市のMary Bridge Children's Hospitalで開発され，実施されているもので，ミネソタ大学の心理学者が開発した愛着理論に基づくSTEEP（Steps to Effective Enjoyable Parenting）を用いた育児支援である。上記病院のNICUを退院したハイリスクの児と母親の家庭訪問をするもので，母子相互作用を促進し安定した愛着関係を形成することを助けることを中心としたプログラムである。最初の訪問2回はNICUの看護師が同行訪問し，体重測定と育児相談を受け，その後は主にソーシャル・ワーカーが毎週1回の家庭訪問を，4週目には母親が病院に来て月に1回，2時間のグループ・ワークに参加するというもので，子どもが3歳になるまで継続される。

b．コロラド州における低出生体重児の育児支援
Children's Hospital, NICU, Denver

低出生体重児が退院する時には，地域で担当する保健師，訪問看護師等に連絡票を送り，地域で継続してケアが受けられるようにする。たとえば，NICU入院中から経管栄養の方法を家族に教え，退院後は地域の保健師・訪問看護師が継続して家族の支援を行う。かつては，病院が訪問看護部門を持っていたが，患者側に地域でサービスを提供する機関を選ばせるように政府が方針の変更をしてからは，病院の訪問看護部門の採算がとれなくなったためである。地域のサービスを適切に受けることができるよう，Children's Hospitalの地域アウトリーチ・コンサルタントも支援にあたっている。低出生体重児の地域における

支援サービスの組織母体，財源，受益者の基準要項も単一ではなく，どのプログラムを受けることができるのかを確認する必要がある。またそれらのサービスを受けるためにさまざまな書類に多くの必要事項を記入し，提出しなければならないという障壁がある。移民が多い米国ではこれらの作業を助ける専門家が不可欠で，Children's Hospital では，看護師がケース・マネージャーとしてこの役割を果たしている。入院中の低出生体重児が死亡した場合には喪のプログラム（bereavement program）も用意している。

Visiting Nurse Association（VNA）

VNA は非営利団体であり，アメリカ訪問看護協会に所属している看護師，作業療法士，理学療法士，呼吸療法士，看護助手，ヘルパー等によって構成されている。小児対象の訪問看護は学士取得看護師のみが担当しており，医学的・社会的リスクを持つ低出生体重児の家庭訪問も行っている。リスクの高い児の場合には当初3回／週の訪問を行う。その後2回／週になってから2〜4週間の訪問が継続されるが，病院の外来受診を1回／週するので，合計すると3回／週のサービスの提供を受けることになる。看護師が家庭訪問で実施することは，呼吸と神経学的アセスメントや，栄養チューブによるフィーディング方法等を母親に教えることである。このように質・回数ともに集中度の高いケアを家庭で必要としている理由は，低出生体重児の退院時期が早いことにある。修正32〜36週で退院する低出生体重児が最も多く，経鼻酸素カニューレや経鼻栄養チューブをつけたまま退院することもめずらしくない。そして経口哺乳をはじめる頃になると，作業療法士，理学療法士が家庭訪問をするようになる。また，酸素使用中は呼吸療法士が家庭訪問する。いつでも家族が看護師に連絡がとれるように，午後5時から翌朝8時までのオンコール体制も整備されている。

（2）わが国における低出生体重児の育児支援

わが国では，少子化問題への対応の需要が高まるにつれて，低出生体重児を含めたすべての乳幼児に対する子育て支援が自治体単位で事業化されている。低出生体重児のための制度は母子保健法に基づいて公的補助制度が整備されている。入院中の医療給付，退院後の保健所保健師による家庭訪問などが提供されている。一方外来受診の医療費は，地方自治体が提供する乳幼児医療助成制度によって保険外自己負担分が補助されている。このように，日本中どこにお

いても無料もしくは軽微な負担で公平,均質な医療サービスや子育て支援が受けられるよう保障されている。一般的に病院主導型,地域主導型とよばれているが,前者の場合,退院後定期的（例：3歳までは1・3・6カ月毎,3歳以降は1年毎に小学3年生まで）に病院外来受診でフォローしていた。後者は,保健所を中心に行われる事業で,保護者からの低出生体重児の届出や出生届,病院からの電話連絡や連絡票の送付を受けた後,電話による連絡,家庭訪問,乳幼児健診によるフォローが実施されていた。家庭訪問の実施率は地域によって差があり,50％前後の地域もあった。原則として保健所が関わるのは3歳までである。保健所と病院が連携・協力関係を持ちながら実施することが推奨されているが,その連携に課題を残している地域が多かった。しかし,入院中から地域との合同連絡会を開催したり,医療処置がある低出生体重児を中心に退院後の初回家庭訪問を病院のNICU看護師が保健所保健師に同行する連携や,保健所が病院の協力を得て開催している退院後の育児教室を自治体の事業費によって医師・看護師・作業療法士・理学療法士・言語聴覚士・心理士・栄養士・学生ボランティア等が運営する例もあった。しかし,米国に見られるような治療的訪問を行うことはまれであり,訪問看護ステーションのような民間の看護職が独自のサービス・システムを持ち,育児支援をしている例はなかった。しかし,医療保険で医師により訪問看護指示書が出されているケースについては,訪問看護が提供されている。

（3）わが国の低出生体重児の育児支援への示唆

わが国では,母子保健法に基づいて誰もが等しく,公平で均質のサービスを病院NICU,保健所,市町村保健センターから受けることができることが建前である。2,500グラム未満で出生したという基準のもとにすべての子どもと家族が等しく家庭訪問を受けることができ,入院中の医療費の負担が全額もしくは高額所得者も一定額の免除を受けることができるという画一的で公平なサービスが提供されるシステムが整備されている。病院・自治体によって多少のサービスの内容・種類に相違があるが,上述した基準は全国一律に適応されている。

しかし,米国には母子保健法に該当する法律に基づいて全国一律のサービスを提供するという制度は存在せず,公的医療保障制度も整備されていない。そのため,それらを補完すべく大学や民間機関,非営利団体等による独自の活動

や試みが行われている。特に，看護職を活用したユニークで多様な育児支援が行われ，親子の愛着形成，発達促進，虐待防止等の成果が報告されている。米国では，原則として個人の自己責任や自助努力を尊重する個人主義の風潮と，国ではなく州政府の権限を強化した地方分権の風潮によって特徴づけられる。育児支援や母子保健においてもしかりであり，公的医療保険が整備されていないことをはじめとして，全国民に対して画一的で公平な政策が整備されているわけではない。サービスへのアクセスの平等性を公的に確保することも行われていないため，必要なサービスにアクセスしてその恩恵にあずかれるか否かは，個人の自助努力に委ねられている。また，画一的で全国一律のシステムが存在しないため，サービス・プログラムの内容・種類が多いだけでなく，サービスの恩恵を受けるための資格基準（個人の所得レベル，リスクの程度等）も多様である。したがって，それらを吟味して利用する必要がある。そのため前述したように，米国のプログラムを提供するにあたってケース・マネージャーや地域でアウトリーチ・ワーカーが不可欠なのである。移民，特に非合法的移民も少なくない米国には，自助努力を前提としたシステムを機能させるためにはサービスを国民に届けるためにそれらを結びつける役割を果たす人材が不可欠となっている。また，公的なサービスの不足を補う大学の研究者やNPOを含む民間機関等による独自の活動や試みが活発に行われており，この点も日本とは対照的である。また，プログラムの個別性や独自性が豊かなこと，各プログラムの有効性を効果の評価を行うことによって明らかにし，効果の少ないものは淘汰されるという競争原理が存在していることも大きな特徴である。日本よりはるかに深刻な児童虐待，若年犯罪者の問題を持ち，その予防のためあらゆる対策を講じている現状を反映していると同時に，わが国の今後の育児支援のあり方に示唆を与えてくれるものでもある。

　わが国において，低出生体重児といえども前述したような育児支援を必要としない子ども・家族が存在することは臨床で活躍している医師・看護師・助産師が経験的によく知るところである。そのような家族への支援は少なくても大丈夫だろう。しかし，特別の支援を必要とする低出生体重児・家族は早期に発見し，集中的に，強力で効果のある方法で支援し，その成果を評価することが必要であろう。つまり，育児支援が必要な低出生体重児と家族を適切に抽出する方法を確立する必要がある。ついで，支援が必要な低出生体重児・家族が特定されたならば，どこにいても，いつでも支援が受けられるよう，看護・福祉・

心理職が中心となってサービス・プログラムを開発し提供できるシステムが準備されることが必要である。これまでの乳幼児健診が行ってきた身体発達，精神発達，日常行動発達面の健診のみではなく，それらの発達の基盤となる関係性の発達を把握し，健やかなこころの発達を促進するためのプログラムを開発し，運用されることが望まれる。そのために，日本の医療保険・福祉制度，文化や家族関係に適合した，伝達性・再現性が高く，介入効果の評価が可能な育児支援プログラムが普及される必要性があり，これを実現することが，わが国の乳幼児精神保健の課題でもあろう。

本書の第2部で，北欧における育児支援の調査結果について鈴木と大橋が報告している。こちらは，西欧的な乳幼児精神保健の考え方のもとに実施されているものだが，米国とは制度・実践のあり方が大きく異なり，わが国の育児支援の制度・実践のあり方とも大きく異なっている。いずれにせよ，国の地理・人口条件，文化背景や制度，経済構造の異なるわが国にそのまま持ち込んで真似ることはできない。それぞれに一長一短があることも事実である。

最後に，わが国への警告として，米国におけるひとつの事例[23]を紹介したい。これはわが国につきつけられた課題でもある。

【事例】

6カ月のベッキィの母親ジェーンは，出産後数週の休みをとった後すぐに仕事に戻り，仕事と家事の両立に悩んでいた。特に最近の悩みはベッキィの夜泣きだった。泣き始めるとなかなか泣きやまず，ベビーベッドの脇に座り，泣き止むまでベッキィの背中をトントンし，さらに抱き上げてなだめるが，ジェーンは苛立ちをつのらせるばかりだった。母の苛立ちを感じてベッキィはさらに強く泣き続け，とうとう，ジェーンはベッキィをベビーベッドに叩きつけてしまい，ベッキィは頭からベッドに落ちてしまった。ジェーンは翌日，ベッキィを病院に連れていったが，頭蓋骨折と頭蓋内出血が明らかになり，さらに，ベッキィの舌にきれつがあることも発見された。医師は警察に連絡した。ベッキィはジェーンから取り上げられ，福祉施設に入所，法廷で今後の措置が審理された。その結果，裁判所は，月に1回ベッキィの擁護チームの人たちと会うこと，ベッキィの小児科と歯科受診，両親の心理判定とカウンセリング，育児トレーニング受講，薬物依存検査，怒りコントロール・マネージメント（anger control management）クラスの受講を命じた。そして，ベッキィは専門家の監視下で母親の家に訪問することができるようになったが，当初はベッキィが毎日4時間家庭に戻されることが命じられた。さらに，

> 30日ごとに裁判所チームが両親へのヒアリングも行った。この結果，両親とベッキィの関係は改善し，ベッキィの発達も年齢相当に近づき，頭蓋骨折・出血も回復した。両親に薬物依存は認められず，カウンセリングが効を奏し，育児にも改善が見られた。4カ月後には，ベッキィの家庭訪問は毎日6時間に延長され，週末には泊まりがけの家庭訪問が監視なしで許可されるようになった。そしてさらに5カ月後，ベッキィは両親のもとに返された。裁判所の保護観察は継続されており，事前通告なしの家庭訪問や30日ごとの監視は継続されている。しかし，特に虐待の通報がなければ，6カ月後に監視が解消され，これまでのサポートは継続して受けられる予定である。

この事例を読んで，私は，米国の医療事情を連想した。医療保険を購入できず，予防的・初期的医療を受ける経済的余裕がないために病気が重症化・複雑化して，担ぎ込まれるのは，救急外来となる。高額・高度医療を受け，個人が医療費を払えないために，メディケイド（国の医療補助）を受け，国の医療費負担を圧迫する。このパターンと同じことが，乳幼児精神保健でも起こっていると感じたのである。上記事例は，幸い親子が心身ともども快方に向かったが，そのために費やした人件費，医療費，時間，エネルギー，人的・物的資源は多大なものであった。もし，もっと早い段階から，つまり母親が妊娠しているうちから適切な支援が提供され，産休・育児休暇が十分提供されていたら，これほどの犠牲を強いる必要はなかったであろう。最悪の場合には，子どもは殺されたり，一生回復することのない重度障害を持ったかもしれないのである。何よりも，子どもの人生が取り返しのつかないものになっていたかもしれないのである。

前述したようにわが国では，すでにかなり整備された制度と育児支援システムが確立している。それらを活用して，ハイリスクとなりそうな子どもと家族を早期に効率よく発見し，適時適切な方法で支援を提供する必要性を改めて認識するとともに，その最前線で親子にすぐ手が届くところで仕事をしている看護職が乳幼児精神保健の理解を深め，スキルを獲得し，磨いて問題を発見，支援できるような実践と研究，教育が望まれる。

【引用文献】

1) 内閣府：平成18年版少子化社会白書. Retrieved Sptember 5, 2007 http://www8.cao.go.jp/shoushi/whitepaper/w-2006/18pdfhonpen/18honpen.html
2) 厚生労働省：次世代育成支援対策（全般）. Retrieved September 5, 2007 http://www.mhlw.go.jp/bunya/kodomo/jisedai.html

3) 赤ちゃん成育ネットワーク：Retrieved Sptember 5, 2007　http://baby-net.jp/katudou/katudou02_03.html
4) 厚生労働省：Retrieved Sptember 5, 2007　http://www.mhlw.go.jp/bunya/kodomo/kosodate12/01.html
5) ピジョンインフォ：Retrieved Sptember 5, 2007　https://pigeon.info/
6) e-mama：Retrieved Sptember 5, 2007　http://ocn.baby.goo.ne.jp/
7) 紀伊國屋書店：絵本読み聞かせ情報．Retrieved Sptember 5, 2007　http://www.kinokuniya.co.jp/01f/event/yomi.htm
8) 日本生活協同組合連合会：Retrieved Sptember 5, 2007　http://jccu.coop/
9) 読売新聞社：よみうり子育て応援団大賞．Retrieved Sptember 5, 2007　http://osaka.yomiuri.co.jp/ouendan/taisyo/
10) 育児支援サイト　すくすく.COM：Retrieved Sptember 5, 2007　http://www.sukusuku.com/
11) せたがや子育てネット：Retrieved Sptember 5, 2007　http://www.setagaya-kosodate.net/index.php
12) NPO法人 子育てコンビニ：Retrieved Sptember 5, 2007　http://www.kosodate.or.jp/
13) 4つ葉プロジェクト：Retrieved Sptember 5, 2007　http://yotuba-project.net/
14) NPO法人 わははネット：Retrieved Sptember 5, 2007　http://www.npo-wahaha.net/
15) NPO法人 新座子育てネットワーク：Retrieved Sptember 5, 2007　http://ccn.niiza-ksdt.com/
16) 特定非営利活動法人 ヒューマン・エイド22：Retrieved Sptember 5, 2007　http://www8.ocn.ne.jp/~sodati/gaiyo.htm
17) Kang, R.: Parent support: A reflection of national and state policy in maternal child health. presented at a seminar of the Tokyo Medical & Dental University, June 20, 2003.
18) Kovalesky, A., Hirose, T., & Teramoto, T.: Care of preterm and other at-risk infants in the community following hospital discharge: A description of services provided in selected areas in Washington and Colorado, USA. Report for a Pfizer International Research Grant, 2003.
19) 廣瀬たい子，寺本妙子：米国における育児支援――ワシントン州とコロラド州における調査から．周産期医学, 34(12)；1903-1905, 2004.
20) 寺本妙子，廣瀬たい子，Kovalesky, A. 他：米国における低出生体重児に対する育児支援システム――ワシントン州とコロラド州における調査から．周産期医学, 35(7)；997-1000, 2005.
21) 廣瀬たい子，寺本妙子，三国久美他：低出生体重児の育児支援のあり方を考える――低出生体重児の育児支援のあり方を考える，小児看護, 29(4)；513-515, 2006.
22) 寺本妙子，廣瀬たい子，Kovalesky, A. 他：米国ワシントン州における低出生体重児に対する公的支援システム，小児看護, 29(6)；781-783, 2006.
23) Hudson, L., Klain, E., Smariga, M., et al.: Healing the Youngest Children: Model Court-community Partnerships. ABA Center on Children and the Law, Zero to Three Policy Center：Washington DC, 2007.

索 引

|あ|

愛着　xv
　——形成　70
　——理論　122, 159, 160
アスペルガー障害　9
1カ月健診　19, 20
育児支援　xiii, 107, 156, 158〜160, 163
　——外来　xvi
　——プログラム　138, 164
育児ストレス　9, 19, 32, 35, 37, 38, 49,
　55, 135, 136, 139, 140
育児相談　xvii
育児不安　9, 27
医療的ケア　41, 89, 95
医療連携体制　3
エンゼルプラン　153, 154
　新——　154
思い　23, 32, 69

|か|

回帰効果　149, 151
開業助産師　73
介入研究　xiii
かかりつけ医　3
家庭訪問　xiii, 56, 57, 59, 103, 161, 162
関係性　xiv, xv
看護師　5
看護職　4
看護診断　66, 71

気管切開　82
虐待　111, 115, 116
　——予防　107
軽度発達障害　9〜10
効果測定　143
効果評価　142, 147
行動分析学　144
呼吸器　82
子育て支援　155, 157
子育て相談　5
子ども　77
　——の泣き　77, 78
　——の年齢　6

|さ|

在宅　83〜86, 88〜90, 92, 93, 95〜98,
　100
　——医療　84
　——療育生活　65〜67, 69, 71
産後うつ　75, 76
支援プログラム　133〜135, 137, 138,
　140, 147
事後測定　150
事前測定　150
実践モデル　133, 134
児童虐待　110, 163
指標　143〜145, 148
社会的入院　71
重症心身障害児　47
宿泊訓練　95

準実験デザイン　*147*
障害児　*84, 89, 91*
少子化対策　*155*
小児科クリニック　*5*
小児科病棟　*17, 82, 94*
小児専門看護師　*xvii*
初期医療　*4*
助産師　*5*
人工呼吸器　*92*
新生児訪問　*73*
心臓の病気　*16*
水頭症　*41*
スーパーヴィジョン　*125, 126*
ストレス　*19*
成熟効果　*148*
世界乳幼児精神保健学会　*xii, 103*
全戸訪問事業　*156*
センター型子育て支援　*22, 29*
先天異常　*56, 59*
先天性心疾患　*68*
先輩ママ　*7*
早期育児支援　*20*
早期介入　*133〜135, 138*
早期ヘッド・スタート・プロジェクト　*xiv*
総合病院　*15, 21*
相互作用　*94, 113, 118, 121, 122, 126, 135, 138, 139, 160*
相談室　*5*
相談対象者　*6*
測定　*143〜145*

| た |

タビストッククリニック　*126, 128*
タビストック研究所　*xvii*

チャイルド・ライフ・スペシャリスト（CLS）　*18*
チャイルドクリニック　*116, 117*
通園施設　*44*
低出生体重児　*xiii, 48, 57, 107, 157, 159〜163*
天井効果　*148, 149, 151*
トイレット・トレーニング　*52*
登校拒否　*89*

| な |

泣き　*77*
難病　*81*
日本版 PSI（Parenting Stress Index）　*32, 49, 51, 136, 139*
入院　*17, 18, 94*
　　──生活　*83, 85, 86*
乳児期早期　*7*
乳房ケア　*79*
ネグレクト　*110, 111*

| は |

発育　*8*
発達　*8*
母親友達　*23, 25, 26*
評価　*144, 145*
病児・病後児保育　*155*
病室　*17*
不安　*19*
　　──やストレス　*18*
フィンランド　*114〜116, 122*
ふりかえり　*125*
プレネイタルビジット　*156*
分散分析　*146, 147*

ペリネイタルビジット　*156*
保育士　*18*
保育ボランティア　*18*
訪問学級　*87, 88*
訪問看護　*40 〜 42, 44, 47, 65 〜 67, 92, 97, 100, 108, 161, 162*
ホームドクター　*90*
保健師　*5*
保健所　*4*
保健センター　*4*
母子相互作用　*49, 58, 61, 62*
母児同室　*74*
母子分離　*58*
母子保健サービス　*114*
母乳育児　*74*

| ま〜ら |

ママ仲間　*7*
慢性・難治性・進行性疾患　*17*
満足度　*142*
ミルク　*7*
夜泣き　*7, 8*
離婚　*83*
リスク要因　*xiv*
離乳　*7*
　——食　*8*
リハビリ　*90*
療育支援　*42*
履歴の効果　*149*
臨床心理士　*4, 5*
臨床発達心理士　*5*

| A〜Z |

ABA　*110*
ADHD　*9*
CHDD　*105*
CNS　*xvii*
EEPP（Early European Promotion Project）　*114, 118, 120, 124, 125*
First Steps Program　*159*
Kathryn Barnard　*xi*
LD　*9*
MSW　*83*
NCAFS　*139*
NCAST　*xi, 106, 107*
　——研究会　*xvii*
NCATS　*56, 138, 139*
NCATS/NCAFS　*138, 139*
NICU（Neonatural Intensive Care Unit）　*xiii, 57, 58, 81, 82, 107, 160, 162*
NFP（Nurse Family Partnership）　*107, 159*
Parenting Partnership　*160*
Selma Fraiberg　*xv, 103*
STEEP　*160*
VNA　*108*
Zero to Three　*xiv*

[執筆者一覧（執筆順）]

白川園子	東京医科歯科大学大学院保健衛生学研究科
大川洋二	大川こども＆内科クリニック
平松真由美	東京医科歯科大学大学院保健衛生学研究科
川崎裕美	広島大学大学院保健学研究科
三国久美	北海道医療大学看護福祉学部母子看護学講座
村瀬喜美子	東京医科歯科大学大学院保健衛生学研究科
髙橋泉	昭和大学健康医療学部看護学科
岡光基子	東京医科歯科大学大学院保健衛生学研究科
中谷章子	日本肢体不自由児協会　東部訪問看護事業部
岡本美和子	日本体育大学女子短期大学部
池戸美喜	ベネッセチャイルドケアセンター港南
鈴木香代子	豊橋市福祉保健部健康課
大橋優紀子	東京医科歯科大学大学院保健衛生学研究科
寺本妙子	東京医科歯科大学大学院保健衛生学研究科
大森貴秀	慶応義塾大学文学部
富田直子	東京医科歯科大学大学院保健衛生学研究科

［編者略歴］

廣瀬たい子（ひろせ　たいこ）
東京医科歯科大学大学院保健衛生学研究科　小児・家族発達看護学教授
最終学歴：ワシントン大学大学院看護学研究科博士課程。看護学博士
小児看護の臨床と，小児看護学の教育・研究に従事している。主な著訳書に『乳幼児精神保健ケースブック』（J・J・シリラ，D・J・ウェザーストン編，金剛出版，2007）がある。

看護のための
乳幼児精神保健入門

2008年5月30日　印刷
2008年6月10日　発行

編　者　廣瀬たい子
発行者　立石　正信
発行所　株式会社　金剛出版
　　　　〒112-0005　東京都文京区水道1-5-16
　　　　電話 03-3815-6661　振替 00120-6-34848

印刷・あづま堂印刷　製本・ブロケード
ISBN978-4-7724-1023-6　C3047　　　Printed in Japan　©2008

乳幼児精神保健ケースブック
フライバーグの育児支援治療プログラム

J・J・シリラ，D・J・ウェザーストン編／廣瀬たい子監訳
A5判　238頁　定価3,570円

　本書は，類いまれなる児童精神分析家にして乳幼児精神保健のパイオニア，セルマ・フライバーグの治療モデルを12の詳細な事例研究をもとに，心理，社会福祉，教育，看護，特別支援教育など多岐にわたる分野の執筆者が解説したものである。
　乳幼児－親関係性障害の評価，障害の予防や乳幼児の持つ回復力など，基礎的な理論をふまえた上で，乳幼児と家族との直接的な関わりや，専門職相互の治療的連携の臨床的方法など乳幼児支援の実際が，臨場感あふれる事例描写を通して詳述される。

サイコセラピューティックな看護
上別府圭子，森岡由起子編　心理学的理論に裏打ちされた精神療法的看護の道標として，看護と臨床心理の専門家によって編まれた実践手引き書。　2,520円

母子臨床と世代間伝達
渡辺久子著　乳幼児精神医学の成果をもとに微妙に照らしあう母子関係を詳細に解き明かし，臨床現場からフィードバックした心の援助技法を提示する　3,780円

育児支援のチームアプローチ
吉田敬子編　吉田敬子・山下洋・岩元澄子著　妊産婦自身や母子関係の心理・精神医学的諸問題を取り上げ，他職種協働による臨床の実際を示す。　3,990円

詳解 子どもと思春期の精神医学
中根晃・牛島定信・村瀬嘉代子編　実践的臨床に役立つ内容を重視しながら，児童精神医学の領域の知見を広く深く集積したリーディング・テキスト。21,000円

DV被害女性を支える
S・ブルースター著　平川和子監修・解説　和歌山友子訳　DV被害女性を支えるために必要な原則をわかりやすくまとめたガイドブック。　2,730円

子どもたちとのナラティヴ・セラピー
M・ホワイト，A・モーガン著　小森康永・奥野光訳　子どもたちやその家族とのセラピーの実践とアイデアが惜しみなく盛り込まれた1冊。　2,730円

遺伝相談と心理臨床
伊藤良子監修　玉井真理子編集　事例レポートとともに医学的な解説がなされ，周産期，不妊，法的問題などについても解説する。　3,570円

女性の発達臨床心理学
園田雅代・平木典子・下山晴彦編　さまざまな女性特有の心身の変化と，その背後にあるこころの課題や葛藤を，生涯を通じた発達の視点からとらえる。2,940円

臨床心理学
最新の情報と臨床に直結した論文が満載
B5判160頁／年6回（隔月奇数月）発行／定価1,680円／年間購読料 10,080円（送料小社負担）

精神療法
わが国唯一の総合的精神療法研究誌
B5判140頁／年6回（隔月偶数月）発行／定価1,890円／年間購読料 11,340円（送料小社負担）

価格は消費税込み（5％）です